心身医学的アプローチ
はじめてみませんか？

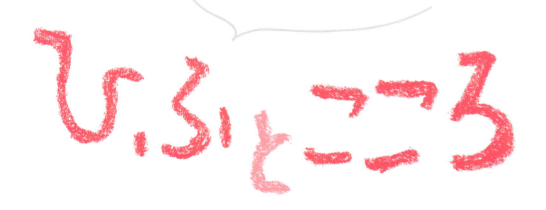
ひふとこころ

檜垣祐子

若松町こころとひふのクリニック 院長

南山堂

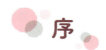

# 序

　「嬉しくて頬をバラ色に染める」,「感動で鳥肌が立つ」というように,皮膚は情動を表現する器官であり,心理状態と密接です.また,ほかの臓器と異なり直接触れることができるという点は,皮膚に特有といってもよいでしょう.「照れて頭を掻く」など,行動の面でも心理状態が関係します.

　本書はこのような皮膚を場として起きる皮膚疾患に対する心身医学的アプローチを紹介しています.

　皮膚心身医学は必要だとは思うけれどもとっつきにくいとか,用語が難しくて敬遠してしまうというような声を時々聞きます.実は決してそんなに難しいものではありません.通常の身体的診療にちょっとしたヒントを加えることで大きな治療効果が上がったり,視点を変えて診療してみることで,アプローチの糸口が見つかったりします.

　著者が基本にしているのは行動をより適切なものに修正していくことで,心身医学の初学者にもお勧めのアプローチ法です.なぜかというと「行動」はある意味見えるからです.皮膚科医は見たものを分析して判断することが得意ですし,患者さん達も多くの場合「見える」皮膚の変化に悩まされていますので,「見える」ものに焦点を当てたアプローチは,治療者と患者さんの両方にとって取り組みやすい方法だと思うのです.

　そういった経験をまとめて皮膚心身医学の入門的な本ができないものかと思案していたところ,幸運なことに書籍化のお話をいただき,ここに「心身医学的アプローチはじめてみませんか？ひふとこころ」の1冊が出来上がりました.

　本書はChapter ⅠからⅤで構成されていますが,どこから読み始めてもよいように,ところどころに(p.○○参照)のように道しるべが挿入してあります.行ったり来たりしながら,これは使えそうというアプローチが見つかりましたら実践してみてください.もっと知りたい,学びたいという方法は,読者御自身で深く掘り下げていただくことを期待します.

　また,疾患についての一般的な解説や薬物療法に関しては,成書やその道のエキスパートが書かれた論文などを参照していただければと思います.

　心身医学は心の治療だけを考えるのではありません.薬物療法などの身体的治療と統合して行うことで,皮膚と心の治療をいわば車の両輪のようにバランスよく行っ

て正しい方向に進もうとするものです．

　本書を手に取っていただき1人でも多くの医療者が皮膚疾患の心身医学的アプローチに関心をもたれ，実践していかれることを願っています．

　皮膚科医である著者が心身医学を学び，本書の上梓に至るまでには多くの先生方にご指導を賜りました．

　皮膚心身医学の分野の研究や診療の道を開いてくださった川島　眞先生，皮膚心身医学の真髄を学ばせていただいた小林美咲先生，いつも暖かい励ましや専門的助言をくださった細谷律子先生，著者の心身医学の実践を後押ししてくださった上出良一先生，そして尊敬してやまない松永佳世子先生からは科学者のあるべき姿勢をお教えいただくと同時に，深い慈しみと励ましを賜りました．この場を借りて先生方に深謝いたします．

　また同僚の精神科医である加茂康二，登志子夫妻からは著者の質問や相談に対し，いつも専門領域からの適確なアドバイスをいただきました．ここに厚くお礼申し上げます．

　最後に南山堂編集部の高見沢恵様には，1年間にわたり忍耐強く著者を鼓舞してくださり，そのご尽力に心より感謝申し上げます．2008年に拙著「もっとよくなるアトピー性皮膚炎 皮膚疾患への心身医学的アプローチ」を編集していただいて以来17年ぶりのことですが，ますます知的で素敵な編集者になっておられ，毎回のやりとりはとても楽しいものでした．それがなくなるのはちょっと寂しい感じもしています．ともあれ，本当にありがとうございました！

2025年3月　ミツマタの花の咲く頃に

檜垣祐子

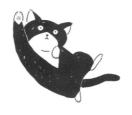

# CONTENTS

## Chapter I 皮膚の心身医学について学ぼう　1

### ■ 皮膚の心身医学と皮膚心身症 …………………………………… 1
- 皮膚心身医学とは？ ………………………………… 1
- 皮膚疾患の心理社会的側面 ………………………… 2
- 皮膚心身症はどんな病気？ ………………………… 3

### ■ ストレスと皮膚 …………………………………………………… 5
- ストレスと皮膚の関係は？ ………………………… 5
- 3つのストレス反応が起きる ……………………… 6
- ストレスはこんなところに現れる ………………… 7
- デイリーハッスルズとライフイベント …………… 8
- 皮膚心身症のストレス因子は？ …………………… 9

### ■ ストレスにどう対処するか ……………………………………… 10
- ものごとの捉え方と心の関数 ……………………… 10
- ストレス対処を難しくする認知のゆがみ ………… 11
- ストレスに対処する──ストレスコーピングスキル … 12
- 対人コミュニケーションのためのアサーションスキル … 13

### ■ セルフケアの達成を目標にする ………………………………… 15
- 医療行動科学とは …………………………………… 15
- セルフケア達成のための行動科学的アプローチ … 15
- 行動変化のステージモデル ………………………… 16

## Chapter II 皮膚の心身医学を実践しよう　19

### ■ 診療の始まりは傾聴から ………………………………………… 19
- 傾聴は治療技術の1つ ……………………………… 19
- 傾聴に欠かせない受容と共感 ……………………… 20
- 受容と共感による患者とのコミュニケーション … 20
- 自己一致とは？ ……………………………………… 22
- 皮膚科診療における傾聴のポイント──初診 …… 22
- 皮膚科診療における傾聴のポイント──再診 …… 23

v

## ものごとの捉え方（認知）のゆがみ ･････････････････････････････ 24

- ものごとの捉え方（f）の見極めは，ストレス因子（x）を見つける
  よりも大切 ･･････････････････････････････････････････ 24
- 完璧主義が推察される言葉「きちんと」，「ちゃんと」，「全部」 ････････ 25
- ヤジロベエも転ぶ0-100パターン ･･････････････････････････ 26
- 段取りしすぎて，失敗の機会がない ･･････････････････････････ 26
- 小さな目標を設定して達成しよう ･･･････････････････････････ 27
- 「べき主義」は言葉を言い換える練習を ･･････････････････････ 27
- マイナス化思考にはいいこと探し ･･･････････････････････････ 28

## ストレス反応への対応 ･････････････････････････････････････ 29

- 身体反応への対応 ･･･････････････････････････････････････ 29
- 心理反応への対応 ･･･････････････････････････････････････ 29
  - イライラは自分の中にある ･･････････････････････････････ 29
  - 焦りは掻破行動に直結 ･･････････････････････････････････ 30
  - 落ち込みはそっと傾聴 ･･････････････････････････････････ 30
  - 不安は必要なものですが・・・ ････････････････････････････ 31
  - 不安の種を探さない ･･･････････････････････････････････ 31
  - 不安は意欲の裏返し ･･･････････････････････････････････ 31
- 行動反応への対応 ･･･････････････････････････････････････ 32
  - スクラッチ日記の活用 ･････････････････････････････････ 32
  - 症状とストレスグラフ：心身相関への気づきが第一歩 ･････････ 33
  - 条件反射制御法 ･････････････････････････････････････ 34
  - ハビットリバーサル ― 代替行動をとる ･････････････････････ 35

## ストレス対処スキルをアップしよう ･･････････････････････････ 37

- ストレスに気づくのが出発点 ･･･････････････････････････････ 37
- ストレス対処法のいろいろ ･････････････････････････････････ 37
- ストレス解消 ― 休息は案外難しい ･･･････････････････････････ 37
- 優先順位をつける ･･････････････････････････････････････ 39
- お勧めはソーシャルサポート ･･･････････････････････････････ 39
- 対人関係のストレスにはコミュニケーションスキルで対応 ･･･････････ 39
  - ウイン・ウインのアサーションスキルを使ってみよう ･････････････ 40
  - Youメッセージより I メッセージ ･･････････････････････････ 40

- あえて主張しないスキルもある ……………………………………… 41
- 対人関係のイライラ対策 ………………………………………………… 41

## セルフケア行動をサポートしよう …………………………………………… 41
- セルフケアのチェックリスト ………………………………………… 41
- セルフケア行動に影響するもの ……………………………………… 44
- ステージモデルで行動変化を達成しよう ………………………… 44
- セルフエフィカシー ― 自己効力感を高めるエンパワーメント ……… 45
  - 結果よりもプロセス重視 …………………………………………… 45
  - 経験のファイルを増やす …………………………………………… 45
- ヘルスビリーフを高めるエンパワーメント ……………………… 46
  - 去年の今頃と比べる ………………………………………………… 46
  - うまくいった体験を増やす ……………………………………… 47
- 階段に踊り場があるように …………………………………………… 47
- 自分を大切にするセルフケア ………………………………………… 47

## メンタルケア科との連携 ……………………………………………………… 48
- どんな場合にメンタルケア科受診を勧めるか ………………… 48
- 受診を勧める際のポイント …………………………………………… 49
- メンタルケア科を受診したら ………………………………………… 50

---

### Chapter III 子どもの心と皮膚 　53

## 子どもの発達段階の特徴 ……………………………………………………… 53
- 乳幼児期：基本的信頼感の確立 ……………………………………… 53
- 学童期：社会的関係の拡大と勤勉性 ……………………………… 53
- 思春期：自立の欲求とそれに伴う不安 …………………………… 54

## 子どもの発達段階に応じた対応 …………………………………………… 54
- 乳幼児期：母親をねぎらい安心してもらう …………………… 54
- 学童期：子どもの勤勉性に働きかける …………………………… 56
- 思春期：1人前の人として接する …………………………………… 57

## 子どものストレスとその対策 ……………………………………………… 58
## 子どもの皮膚心身症 …………………………………………………………… 59
## 親をサポートすることが大切 ……………………………………………… 60

# Chapter IV 女性医療と皮膚心身医学　63

- 性差医療と女性外来 ……………………………………………… 63
- 女性皮膚科外来——受診患者の傾向 …………………………… 63
- 日常的に経験する皮膚疾患をバイオサイコソーシャルに診る … 64
- 女性ホルモンの変動と皮膚の老化 ……………………………… 64
- 更年期の自律神経失調症と皮膚 ………………………………… 64
- 更年期周辺世代の皮膚のトラブル調査 ………………………… 65
- 更年期女性の心理社会的特徴 …………………………………… 65
- 主訴より愁訴として受け止める ………………………………… 66
- 皮膚にも不定愁訴がある ………………………………………… 67
- 外見に関する不定愁訴 …………………………………………… 68
- 微細な皮膚の変化と心気症 ……………………………………… 70
- 身体醜形障害にも注意する ……………………………………… 70
- 自覚症状に関する不定愁訴 ……………………………………… 70
- いわゆる敏感肌も不定愁訴で受診 ……………………………… 71

# Chapter V 疾患各論　73

## アトピー性皮膚炎 ……………………………………………… 73

- アトピー性皮膚炎は皮膚心身症の代表的疾患 ………………… 73
- ストレス下の搔破行動に着目 …………………………………… 74
- スクラッチ日記の勧め …………………………………………… 74
- 心身相関の気づきを促す「症状とストレスグラフ」………… 75
- 搔破行動は不適切なストレス対処 ……………………………… 76
- ストレス対処スキルの向上を目指す …………………………… 76
  - ストレスごとから遠ざかる …………………………………… 77
  - コミュニケーションスキルの向上を図る——アサーションの提案 … 77
  - 一段落の踊り場を意識する …………………………………… 77
  - ストレス解消——休息と睡眠習慣の改善を図る …………… 78
- ステロイド忌避は治療環境への不適応——認知のゆがみ …… 78

## 痒疹 ･･････････････････････････････････････････････ 80

- 慢性の痒疹は搔破行動の修正を ･･･････････････････････ 80
- 痒疹結節に名前をつけてみよう ･･････････････････････ 81
- 腹を立てると痒くなる ･･･････････････････････････････ 82
- 結節性痒疹の疾病負荷 ･･･････････････････････････････ 82
- 結節性痒疹の精神医学的側面 ･････････････････････････ 83

## 慢性特発性蕁麻疹 ･････････････････････････････････ 83

- 慢性特発性蕁麻疹とストレス ･････････････････････････ 84
- 慢性特発性蕁麻疹と精神疾患の合併 ･･･････････････････ 84
- ものごとの捉え方とストレス対処のスキル ･･･････････ 85
- アレキシサイミアと心身相関への気づき ･･･････････････ 85
- 服薬アドヒアランスを高めるために ･･･････････････････ 86
- 慢性特発性蕁麻疹に対する心身医学的アプローチ ･･････ 88

## 乾癬 ･･････････････････････････････････････････････ 89

- 乾癬の悪化因子としてのストレス ･････････････････････ 89
- 患者の抱えるストレス因子 ･･･････････････････････････ 89
- 乾癬患者の精神医学的特徴とアレキシサイミア ･･･････ 90
- 乾癬に対する心身医学的アプローチ ･･･････････････････ 91
- モチベーションの維持と自己実現 ･････････････････････ 92

## 掌蹠膿疱症 ･･･････････････････････････････････････ 92

- 掌蹠膿疱症の QOL への影響 ･････････････････････････ 93
- 掌蹠膿疱症患者の精神医学的側面 ･････････････････････ 93
- 掌蹠膿疱症の悪化因子としてのストレスと搔破行動 ･･････ 93
- 掌蹠膿疱症患者の行動面の課題 ･･･････････････････････ 94

## 尋常性痤瘡 ･･･････････････････････････････････････ 94

- 尋常性痤瘡患者の心理社会的問題 ･････････････････････ 95
- 尋常性痤瘡と抑うつ，不安 ･･･････････････････････････ 95
- 尋常性痤瘡とストレス，搔破行動 ･････････････････････ 96
- 尋常性痤瘡に対する心身医学的アプローチ ･･･････････ 96

## 円形脱毛症 ･･･････････････････････････････････････ 98

- 円型脱毛症とストレスの関係 ･････････････････････････ 98
- 悪化因子としてのストレスへの対応 ･･･････････････････ 99

円形脱毛症から派生する心理社会的問題 ························· 99

心理社会的問題への対応 ······································· 99

傾 聴 ··························································· 99

行動科学的アプローチ ······································· 100

ウィッグの使用を検討する ································· 100

円型脱毛症と不安，抑うつ ··································· 100

## 抜毛症 ························································· 101

抜毛症の精神医学的特徴 ····································· 101

抜毛行為は嫌な気分を解消するための手段 ············· 101

抜毛症の誘因となる心理社会的背景 ····················· 102

学童期の抜毛症への対応 ····································· 102

抜毛行為の修正を図るには ··································· 103

あえて抜毛行為に焦点を当てないことも ················· 104

メンタルケア科，児童精神科の受診を勧めるとき ······· 104

## 原発性局所多汗症 ········································· 105

ストレスに過剰に反応して発汗を生じる ················· 105

多汗症状による心理社会的影響が深刻 ··················· 105

原発性局所多汗症と不安 ····································· 106

原発性局所多汗症への心身医学的アプローチ ············· 107

## 皮膚瘙痒症 ················································· 108

皮膚瘙痒症の心理社会的側面 ······························· 108

心因性皮膚瘙痒症 ··········································· 108

心因性皮膚瘙痒症の診断 ····································· 109

皮膚瘙痒症に対する心身医学的アプローチ ··············· 109

器質的疾患の検索をするときには ························· 110

心因性の外陰部瘙痒症とその鑑別 ························· 111

## 酒皶・赤ら顔 ··············································· 111

赤ら顔は皮膚科症候名？ ····································· 112

治りにくい赤ら顔は2階建ての状態 ······················· 112

酒皶・赤ら顔の心理社会的側面 ····························· 113

酒皶・赤ら顔の心身医学的アプローチ ····················· 114

酒皶・赤ら顔のスキンケア，生活指導 ····················· 115

## 敏感肌 ............................................................................ 115

- 敏感肌に悩む人は案外多い ............................................. 115
- 敏感肌を不定愁訴として受け止める ........................... 115
- 敏感肌への対応 ................................................................ 116
  - 患者の訴えをよく聴く .............................................. 116
  - 併存する疾患，病態を見極める ─炎症性皮膚疾患，更年期障害，
    心気症に注意 ............................................................. 116
  - 敏感肌の評価に使える質問紙 ─センシティブ スケール ............ 117
  - スキンケア，生活習慣の見直し ............................... 117

## 索 引 ........................................................................... 123

| | | |
|---|---|---|
| 新規全身治療薬の出現で心身医学はもはや不要！？ | ............... | 17 |
| リラックスボールを握ってみよう！ | ............... | 35 |
| 『今ここ』を大切にしよう | ............... | 38 |
| 睡眠はとても大切 | ............... | 43 |
| 辛いものはダメ？ | ............... | 46 |
| 何回噛みますか？ | ............... | 48 |
| 心身症を克服するとかえってしんどい？ | ............... | 51 |
| ボディイメージと QOL | ............... | 69 |
| 男性更年期と LOH 症候群 | ............... | 71 |
| 5 分でできる心身医学 | ............... | 79 |
| 疾病利得と疾病への逃避 | ............... | 87 |
| バイオサイコソーシャルアンドスピリチュアルモデル | ............... | 117 |

# Chapter I 皮膚の心身医学について学ぼう

## 皮膚の心身医学と皮膚心身症

###  皮膚心身医学とは？

　皮膚は人体の最外層にあって，外界の環境や社会生活と密接に関係するのみならず，心理的な要素も大きく影響する臓器です．そのような皮膚を場として生じる問題について，身体・心理社会的（バイオサイコソーシャル bio-psycho-social）に取り扱って学び，実践する学問領域が皮膚心身医学です．

　同じ内容を示す言葉としては，精神皮膚科学（サイコダーマトロジー psychodermatology）も用いられ，実践する者に対しては，サイコダーマトロジストと呼称することもあります．また，皮膚科が主体となって行うという点を重視して，皮膚科心身医学と呼ぶ場合もあります．皮膚の心身医学を担う学会として，日本皮膚科心身医学会（http://www.jpsd-ac.org/）が活動しています．

　医療の中で身体・心理社会的にアプローチするということは，単に身体（皮膚）の問題だけを取り扱うのではなく，患者の心理状態や社会生活をも視野に入れた，全人的医療を行うということです．

　Kleinmanはその著書『病いの語り』の中で，「疾患（disease）」と「病（illness）」という言葉のもつ意味の違いを述べています[1]．医療者が医学的なモデルに基づき，主に患者の身体的問題について，患者の外側から検討し問題を明らかにしていくとき，それは「疾患」として取り扱っていることになります．一方で，患者はその問題を患者自身の内側から経験しているわけで，そこには身体的な問題だけでなく，心理的・社会的な問題も含まれています．患者はほとんどの場合，医学や医療の専門家ではないの

で，自分の経験や知識に照らして，自分なりの疾患解釈モデルを考えています．それが「病」であって，実は患者の抱える問題の本質はそこにあります．

　医師は科学的な視点で「疾患」を考えつつ，同時に「病」を理解しようと努める必要があります．これが全人的医療の考え方であり，身体・心理社会的アプローチといえるでしょう．

## 皮膚疾患の心理社会的側面

　「病」を解決しようと患者が受診するとき，その「病」にさまざまな心理社会的要因が関わっていても，患者自身がそのことをよく理解しているとは限りません．そのため，治療にあたる医師などの医療者や治療者が問題点をよく整理して「病」を把握し，患者とともに解決に向かっていかなくてはなりません．

　著者は皮膚疾患の心理社会的側面について，図I-1の下方向の矢印のように川の流れに例えて捉えるようにしています．つまり，皮膚疾患の上流には悪化因子となる問題としてストレスごととそれに対する対処の仕方があり，下流には疾患から派生する問題があると位置づけます．心身医学的アプローチを行う場合，治療者が今どこにアプローチしようとしているのかを明確にして行う必要があると思います．そうしないと，いったい何をどんな風に解決しようとしているのかがわからなくなって，ただ混乱を招くだけになってしまいかねません．

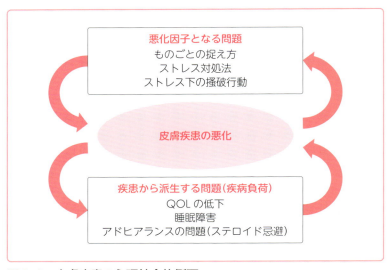

図I-1　皮膚疾患の心理社会的側面

また，疾患から派生する問題は慢性に経過する疾患だけでなく，良性腫瘍や急性の疾患でも生じます．これは，生活の質（QOL）への影響とも言い換えられます．皮膚疾患のQOLへの影響を考える場合，特有の自覚症状といってもよい痒みの問題と，多くの皮膚疾患が影響を及ぼす外見の問題は，2つの重要な要素といえます．外見の問題は，患者のボディイメージにネガティブな影響をもたらし，QOLを低下させます．さらに疾患から派生する問題は，皮膚疾患を悪化させることにつながり，皮膚疾患の悪化が新たなストレスを生むという上方向の矢印で示す逆方向の流れも生じるため，悪循環を形成することになります．

このように心理社会的な側面と密接に関係する皮膚は，社会的臓器ともいえるのではないでしょうか．

## 皮膚心身症はどんな病気？

心身症とは，「その発症と経過に心理社会的因子，特にストレスが密接に関与し，器質的ないし機能的障害が認められる疾患をさす」とされています．この場合の疾患は，あくまでも身体疾患であるという点を忘れてはなりません．

皮膚は心理社会的因子の影響を受けやすく，皮膚心身症と捉えられる疾患は少なくありません．表I-1にはアトピー性皮膚炎をはじめとして，皮膚心身症として捉えることのできる代表的疾患をあげました．これらのようにストレスが悪化因子として重要である皮膚疾患を狭義の皮膚心身症と呼称しています．さらに人工皮膚炎や皮膚寄生虫症妄想など，精神障害の症状が皮膚に発現したものを含めて，広義の皮膚心身症とする場合もあります．

図I-2は広義の皮膚心身症のスペクトラムとアプローチのポイントを示したものです．精神病理の深さを大まかに捉えると，狭義の皮膚心身症ではより軽く，抜毛症や人工皮膚炎，皮膚寄生虫症妄想においては，その精神病理はより深くなります．皮膚科のような身体科でまず対応すべき疾患は，狭義の皮膚心身症でしょう．

そして，ストレス因子が作用した際に，その後に生じる一連の反応についてみると，その基本的構造は精神病理の深さによらず，共通のものがあると考えられます．まず，個々人のものごとの捉え方（認知）があり，それに従ってストレスとなる問題ごとが評価，判断され，ストレス反応を生じてきます．ストレス反応には，身体反応，心理反応，行動反応の3つがあり，各々，「身体症状」，「気分・感情」，「行動」として現れます．このストレス反応は多かれ少なかれ，誰にでも生じるものです．

表 I-1　皮膚心身症の分類と行動の問題

|  | 疾患 | 行動の問題 |
|---|---|---|
| 精神疾患の症状が皮膚に発現 | 神経症性擦傷 | 搔破行動 |
|  | 人工皮膚炎 | 自傷 |
|  | 抜毛症 | 抜毛 |
|  | 皮膚寄生虫症妄想 |  |
| 心理的要因が関与する皮膚疾患（狭義の皮膚心身症） | アトピー性皮膚炎 | 搔破行動 |
|  | 慢性湿疹 |  |
|  | 痒疹 |  |
|  | 尋常性痤瘡 |  |
|  | 乾癬 |  |
|  | 円形脱毛症 |  |
|  | 慢性特発性蕁麻疹 |  |
|  | 皮膚瘙痒症 |  |
|  | 多汗症 |  |

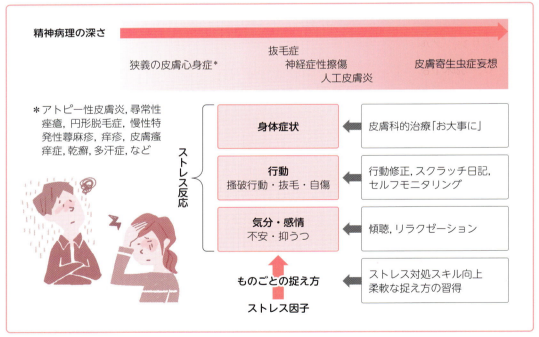

図 I-2　皮膚心身症のスペクトラムとアプローチのポイント

皮膚心身症に対する心身医学的アプローチのポイントは，ストレス因子やものごとの捉え方，身体，心理，行動のストレス反応の各要素にあるといえます．

# ストレスと皮膚

##  ストレスと皮膚の関係は？

皮膚は人体の最外層にあるので，外界の環境の要因，例えば紫外線や乾燥した気候なども皮膚に対するストレスになりえますが，ここでは心理社会的ストレスに対する皮膚の生理的反応について，最近の総説[2, 3]を参考にたどってみたいと思います（図Ⅰ-3）．

ストレスに対する身体の生理的反応は，自律神経系，内分泌系，免疫系が相互に影響しあって生じることが知られています．

心理社会的ストレスにさらされると，個々人のものごとの捉え方を通して，ストレスが脳に知覚されます．すると，ただちに交感神経系のシステムが作動して，アドレナリン，ノルアドレナリンが放出されます．次いで視床下部一下垂体一副腎系が活動し，視床下部からコルチコトロピン放出ホルモン（CRH）が分泌され，プロオピオメラノコルチン（POMC）由来ペプチドや副腎皮質刺激ホルモン（ACTH）が下垂体から，副腎皮質から糖質コルチコイドが分泌されます．副腎皮質ホルモンの放出は，ネガティ

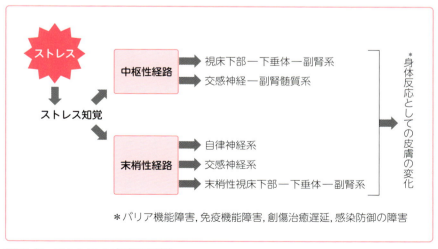

図Ⅰ-3　ストレスと皮膚の関係

ブフィードバックによりコントロールされます．慢性のストレスはこのネガティブフィードバックを抑制するために，コルチコトロピンと糖質コルチコイドが持続的に分泌され，高いレベルが維持されます．

このような全身的な中枢性の系に加え，皮膚には独自の末梢性のストレス反応系があることがわかってきています．1つは前述の中枢性の視床下部─下垂体─副腎系と類似した系で，CRH[4]やコルチゾールが皮膚の細胞からも産生されることが報告され，オートクラインまたはパラクラインに作用して皮膚のストレス反応を調節したり，中枢性の視床下部─下垂体─副腎系に影響したりしていると推察されています．

さらに，皮膚の感覚神経や自律神経終末からストレスに反応して神経ペプチド（サブスタンスPや神経成長因子など）が放出されることにより，肥満細胞を活性化して血管透過性の亢進を引き起こし[5]，神経原性炎症に関与すると考えられています．

これらのホルモンやペプチドは，リンパ球，マクロファージ，NK細胞などにそれぞれ作用し，複雑な免疫系の反応を生じます．

こうして，心理社会的ストレスに対する皮膚の反応の結果，皮膚にはバリア機能の低下[6]や創傷治癒の遅延，感染症を招きやすくなるといった影響を生じます．

また，急性のストレスは主に糖質コルチコイドとカテコラミンによる反応を生じ，$Th_1$タイプの細胞性免疫反応が増強しますが，慢性の心理社会的ストレスは免疫抑制または免疫調節障害を引き起こし，$Th_1$タイプから$Th_2$タイプの免疫反応に変化させると考えられます．

ストレスに対して，生体内部に一連の反応が起きることで身体の恒常性を維持することができるわけですが，このような生体の反応と相まって，ストレスはさまざまな身体症状や心理状態の変化，行動に影響を及ぼします．

## 3つのストレス反応が起きる

ストレスは自律神経系，内分泌系の作用によって，さまざまな身体の反応を引き起こすことが，20世紀の前半，ハンス・セリエの研究によって示されました．セリエは物理学の用語であったストレスの概念（物体に圧力を加えることで歪みを生じた状態）を医学の領域に適応しました．

その後1960年代に，ストレスに対する心理的な側面について研究したリチャード・S・ラザルスは，ストレッサー（ストレス因子）をどのように評価し対処するかという，ストレスに対する認知的評価とコーピング（ストレスへの適切な対処）が個々人によっ

て違いがあり，それに従ってストレス反応が異なってくるというストレスコーピング理論を提唱しました[7]．このことは，ストレス状態にある人がストレスの捉え方を見直したり，ストレスへの対処の仕方をより適切なコーピングに修正するなどの工夫をすることによってストレス状態を緩和したり，より問題解決的な対応が可能となることを示しており，とても重要なポイントではないかと思います．

## ストレスはこんなところに現れる

ストレス反応である，身体反応，心理反応，行動反応は具体的にどんな形で現れるのでしょうか．表I-2は誰にでも起きる身体，心，行動のストレスサインの例をあげたもので，各々身体反応，心理反応，行動反応に相当すると考えてよいと思います．これらの反応は重なりあって生じることもあります．例えば睡眠に関する問題は，身体のサインでもあり，心のサインでもあり，行動が関わっていることもあります．ストレスサインは自分自身がストレスを自覚していなくても鋭敏に反応して生じてくるものなので，自分のストレスサインを知っておくと役に立ちます．それも，なるべく初期の段階で捉えるようにすると，ストレス状態を速やかに解消することができます．

例えば，自分のストレスサインは肩こりや苛立ち，飲酒が増えると知っておけば，サインに気づいたときにストレス状態の入り口にいることがわかるので，そこで休息

表I-2 身体，心，行動のストレスサイン

| 身 体 | ●朝起きるのがつらい，からだがだるい，疲れやすくなる<br>●痛み，発熱，不眠，肩がこる，便秘になる，下痢をする<br>●食欲がなくなる，風邪をひきやすくなる，手足が冷える，けがをする |
|---|---|
| 心 | ●不安，緊張，過敏，恐怖などが強くなる<br>●イライラ，抑うつ気分が強まる，涙もろくなる，小さなことに腹を立てる<br>●プレッシャーを感じる<br>●人と会うのがおっくうになる<br>●感情のコントロールがしにくくなる<br>●眠りが浅くなり，夢ばかり見る |
| 行 動 | ●食べ過ぎ，甘いものを沢山食べる<br>●遅刻が増える<br>●能率が落ちる，ミスが多くなる，時間に追われる<br>●集中力が低下する，考えがまとまらない<br>●ついカッとなり，攻撃的になる<br>●タバコ，アルコールの量が増える<br>●掻破行動が増える（掻く，擦る，叩く，かさぶたを取る，など） |

をとるとストレスサインは消えていくというような具合です．あるアトピー性皮膚炎の患者さんは，セルフケアが向上してとてもよくなっています．彼女は，「まぶたがちょっと赤くなるのがストレスサインなので，その場合は化粧しないとか睡眠を増やすなどして，自分自身を労わるようにしている」と話してくれました．

ストレスサインが出ているのに対応せず同じような生活を続けていると，別のストレスサインが現れたり遷延したりして，心身症に結びつく可能性もありますし，症状が慢性化して回復しづらくなることもあります．

## デイリーハッスルズとライフイベント

一般的に，健康に影響を及ぼすストレスごとは，大きく分けてライフイベント(life event)とデイリーハッスルズ(daily hassles)があります．ライフイベントとは，人生の節目になるような出来事で，就職，結婚，転居などが相当します．

HolmesとRaheはストレスとなる出来事と疾患の発症との関係を研究し，さまざまなライフイベントについて得点を付して，1年間に400点を超えた場合，ストレス関連の疾患に罹患するリスクがあるとしています（基準となる得点は当初よりも高く修正されています）．この場合の得点は，ストレスごととなる出来事に直面して，その後再適応するまでに必要な心的エネルギー量を示すとされ，配偶者の死を100点，結婚を50点と設定して，評価されています[8]（表I-3）．

HolmesとRaheのライフイベントのリストの特徴の1つは，結婚や昇進などの慶事もその対象となっていることだと思います．おめでたいことは周囲からも祝福され，当事者がストレスごととみなさない傾向があるので，ストレス状態にあっても，そのことがストレスになっていると気がつきにくい可能性があります．

ストレスの程度の評価は，個人の文化的背景などにより異なる可能性がありますが，ストレスごとを自覚しにくい心身症の患者を診察する上で，ある程度参考にできる尺度であると思います．

これに対して，デイリーハッスルズというのは，日常生活苛立ちごととも言われるように，1つ1つはそれほど重大なことではなくても毎日のように続き，ストレス状態を招くようなことがらです．例えば，通勤時間が長い，職場の上司とそりが合わない，家族間の不和などさまざまなものがあります．

ライフイベントもデイリーハッスルズも健康に影響を及ぼしますが，どちらかというとデイリーハッスルズのほうがその影響は大きいといわれています．

表Ⅰ-3 Holmes & Raheの社会的再適応評価尺度

| 順位 | ライフイベント | 得点 | 順位 | ライフイベント | 得点 |
|---|---|---|---|---|---|
| 1 | 配偶者の死 | 100 | 22 | 仕事上の責任の変化 | 29 |
| 2 | 離婚 | 73 | 23 | 息子，娘の巣立ち | 29 |
| 3 | 夫婦の別居 | 65 | 24 | 義父母とのトラブル | 29 |
| 4 | 懲役刑 | 63 | 25 | 抜群の個人的功績 | 28 |
| 5 | 近親者の死 | 63 | 26 | 妻が仕事を始める，またはやめる | 26 |
| 6 | 本人の傷害または疾病 | 53 | 27 | 学校教育の開始または終了 | 26 |
| 7 | 結婚 | 50 | 28 | 生活環境の変化 | 25 |
| 8 | 解雇 | 47 | 29 | 個人的な生活習慣の是正 | 24 |
| 9 | 夫婦の和解 | 45 | 30 | 上司とのトラブル | 23 |
| 10 | 退職 | 45 | 31 | 勤務時間や労働条件の変更 | 20 |
| 11 | 家族の健康状態の変化 | 44 | 32 | 住居が変わる | 20 |
| 12 | 妊娠 | 40 | 33 | 転校 | 20 |
| 13 | 性的困難 | 39 | 34 | 娯楽の内容や量の変化 | 19 |
| 14 | 新しい家族が加わる | 39 | 35 | 教会活動の変化 | 19 |
| 15 | 事業の再調整（合併，再編成，倒産など） | 39 | 36 | 社会活動の変化 | 18 |
| | | | 37 | 1万ドル以下の借金 | 17 |
| 16 | 財務状況の変化 | 38 | 38 | 睡眠習慣の変化 | 16 |
| 17 | 親しい友人の死 | 37 | 39 | 家族団らんの回数の変化 | 15 |
| 18 | 異業種への転職 | 36 | 40 | 食生活の変化 | 15 |
| 19 | 配偶者との口論回数の変化 | 35 | 41 | 休暇 | 13 |
| 20 | 1万ドルを超える借金 | 31 | 42 | クリスマス | 12 |
| 21 | 住宅ローンや借金による差し押さえ | 30 | 43 | 軽微な法律違反 | 11 |

過去1年間に経験したライフイベントの合計点数により，今後1年間に身体的もしくは精神的に健康障害を生じる可能性を算出します．その危険率は，150点未満30％，150～299点50％，300点以上80％とされます．
（Holmes TH, et al：The Social Readjustment Rating Scale. J Psychosom Res, 11：213-218, 1967より許諾を得て転載）

## 皮膚心身症のストレス因子は？ (表Ⅰ-4)

　例えば，成人のアトピー性皮膚炎患者の主な年齢層である20～30代では，職場の人間関係や仕事の負荷などの職業上の問題のほか，夫婦や家族間の不和，親の過干渉などの家庭内の問題が多くみられます[9]．これらのストレスごとはいずれも日常的・慢性的に続くデイリーハッスルズに相当し，職場でも家庭内でも対人関係の問題が中心となっています．心身医学的に見ると，これらはアトピー性皮膚炎に特有のものと

表Ⅰ-4　皮膚心身症の悪化因子となるストレス

| 年　齢 | ストレスとなる問題 |
|---|---|
| 20〜30代 | 職場の人間関係 |
|  | 仕事の負荷 |
|  | 家族の不和 |
|  | 親の過干渉 |
| 40〜60代 | 自身の健康問題 |
|  | 親の介護・看取り |
|  | 子どもの自立の問題 |
|  | 配偶者との関係 |

いうよりは，この年齢層ではごく一般的な問題と考えられ，疾患によらず想定されるストレス因子といえます．

　それに対し40〜60代では，ストレス因子として自分自身の健康問題が第一にあげられます．体力の衰えに加え，深刻な疾患を抱える場合もあります．さらに，親の介護や看取り，子どもの就職や結婚にまつわる問題，配偶者との関係，職場での責任の重さや中間管理職としての人間関係の難しさなどがあげられ，しかもこれらのストレスごとが複合的に起こりやすいのが，この世代の特徴です．

　このように，それぞれの世代に特有な問題を念頭においておくと，患者の抱えるストレス因子を把握しやすく，診療をスムーズに進めることができます．

　いずれにしても，ストレスを抱えているから心身症なのではなく，ストレス因子が皮膚疾患の経過に密接に関連していることに患者本人が気づいてこそ，皮膚心身症と判断することができます．患者自身が心身相関に気づき，問題解決の糸口が見つかると，それだけでストレスに適切に対処できるようになり，皮膚症状も改善することが少なくありません．

## ストレスにどう対処するか

### ものごとの捉え方と心の関数

　ストレスとなる問題ごとに直面したとき，人は誰でもその問題ごとを評価・判断し

て，対応しようとします．このときのものごとの捉え方(認知)は，その後に続くストレス反応やストレス対処に大きく影響します．

　皮膚心身症の患者は，さまざまなストレスごとを抱えてやってきますが，皮膚科医が手助けして，ストレス因子となる1つ1つの問題ごとを解決していくよりも，患者のストレス対処の力，つまりストレス対処スキルの向上を図ることのほうが効果的です．ものごとの捉え方にはその人の「くせ」があって，そのことがストレス対処を難しくしていることが多いからです．

　ストレス因子をxで，それによるストレス反応をyで表すとすると，$f(x)=y$の数式の関数fの部分がストレス対処スキルであり，そこにはものごとの捉え方(心のフィルター：認知)が大きく関係します．ストレス因子aやストレス因子bというような個別の問題解決を目指すのではなく，ものごとの捉え方にアプローチしてストレス対処スキルを向上していくことで，さまざまな問題に患者自らが対処できるようになり，患者自身の心理面の成長を促し，ひいては自己変革の道へとつながるのです．

## ストレス対処を難しくする認知のゆがみ

　ものごとの捉え方がゆがむと，ストレス対処はなかなかうまくいきません．ものごとの捉え方の「くせ」は，認知のゆがみということができます．精神科医のデビッド・D・バーンズはその専門である認知行動療法において，根幹をなす認知のゆがみの10のパターンを示しました[10]．この認知のゆがみについて理解しておくことは，本格的な認知行動療法に限らず，日常生活の中で感じる不安や不満，気分の落ち込みなどに対して，気分よく生産的に過ごしていくための鍵として大切だと思います．合理的でポジティブな視点からものごとを見直し，見方を変えることで気分や行動が前向きに変わっていき，ストレスごとによる負荷が軽くなったり，ストレスが対処可能なものに変化していきます．

　10のパターンとは，①全か無か思考，②一般化のしすぎ，③心のフィルター，④マイナス化思考，⑤結論の飛躍，⑥拡大解釈と過小評価，⑦感情的決めつけ，⑧すべき思考，⑨レッテル貼り，⑩個人化のことで，これらは同時に見られたり，重なりあっていたりします．

　このうち皮膚科診療の場でしばしば経験するのは，全か無か思考(0か100かしかなく，うまくいかないと投げ出してしまう)，すべき思考(かくあるべし，ねばならないと考え，ほかの選択肢がなくなる)，心のフィルター(些細な失敗にこだわって，よい面が見

えなくなる)や，一般化のしすぎ(1つのダメな出来事からすべてこれだと考える)です．

また，拡大解釈と過小評価(長所を小さく，自分の失敗や他人の成功を大きく捉える)，感情的決めつけ(自分の不快な感情で決めてしまう)，個人化(無関係なことを自分のせいだとしてしまう)も時に経験します．

マイナス化思考(よい出来事を無視して，悪いほうにばかり目が行く)，結論の飛躍(根拠もなく悲観的な結論を出してしまう)，レッテル貼り(一般化のしすぎの極端な形で，私はダメだのように決めつけてしまう)は厄介な認知のゆがみです．

これらのパターンはいずれも，融通のきかない柔軟性を欠いた極端な捉え方といえます．ストレス対処スキルを向上させるには，より柔軟で幅の広い捉え方が望ましいと考えられます．患者とのやり取りの中で，ゆがんだ捉え方が見られた際には丁寧に指摘し，別の見方を提案することで，ストレス状態から抜け出すきっかけが得られることもあります．

## ストレスに対処する―ストレスコーピングスキル

ストレスに対して，適切に対処することをストレスコーピングといいます．ストレス対処がうまく行かない状況で，皮膚心身症を発症したり悪化させたりするわけですから，このコーピングスキルを向上させることが重要になります．

前述したように，R.S.ラザルスによるストレスコーピング理論[7]では，同じような問題ごとであっても個人個人で捉え方が違うため，その結果としてのストレス状態の質や程度も異なってくると考えます．

ストレスとなる問題ごとを生じた場合，自分にとって脅威となるのかどうか，対処できるかどうかの評価が自分の中でまずなされ，それに対する対処行動であるコーピングが促されます．コーピングがうまくいかないと，ストレス反応が慢性化して持続してしまうことになります．

このときの対処の様式として，問題の解決に向けて対応しようとする問題中心の対処とストレス状態の不快な気分を軽減しようとする情動中心の対処とがあります．ストレスとなる問題を受け入れようと判断した場合には情動中心の対処を伴うことが多く，一方で，行動できると判断した問題に関しては問題解決的な対処が中心となりますが，一般的には両方の対処様式が組み合わさって，ストレス状態を脱しようと試みられることになります．

ストレス対処の様式を調べる質問紙にラザルス式ストレスコーピングインベント

リー（問い合わせ先：千葉テストセンター https:www.chibatc.co.jp）があります．これは，ストレス対処の仕方が情動中心か問題中心かの評価に加えて，ストレス対処様式を細かく，計画型・対決型・社会的支援模索型・責任受容型・自己コントロール型・逃避型・離隔型・肯定評価型に分類して評価し，ストレス対処の傾向がつかめるように設計されています．人それぞれ慣れ親しんだストレス対処様式がありますが，1つ1つの問題ごとや状況によっていろいろに使い分けることができると，ストレス状態から脱出しやすくなるといえます．

## 対人コミュニケーションのためのアサーションスキル

アサーションとは，1950年代のアメリカで提唱された自己主張のコミュニケーションで，相手の気持ちや権利を考えながら，自分の気持ちや権利を相手に受け入れてもらうためのものです[11, 12]．ここでは，誰もがもっている自己表現の権利，すなわちアサーション権を認め，受け入れることが前提になります．アサーション権にはさまざまな権利がありますが，重要なものとしては，誰からも尊重され，大切にしてもらう権利，自分の行動を決める権利，過ちをし，それに責任をもつ権利，また意外にも，自己主張しない権利などがあります．

アサーションでは，まず表現したい自分の気持ちを知ることがとても大切になります．そして，自分の気持ちや考えや感情は他者にはわからないものであり，言葉で伝える（言う）ことで初めて伝わるということを前提としています．こんなこと言わなくてもわかるだろうというのは，「以心伝心のおばけ」というわけです．アサーションによるコミュニケーションの方法をアサーションスキルといいます．

アサーションの視点から，コミュニケーションのタイプには次のような3つがあります（図I-4）．

- ノンアサーティブ（非主張的）タイプ：「あなたはOK，私はOKでない」

  例えば，いつも雑用を頼まれて嫌なのに，はっきりと断れずに引き受けてしまう場合．

- アグレッシブ（攻撃的）タイプ：「私はOK，あなたはOKでない」

  例えば，失敗した人に対して，理由も聞かずに叱責をするような表現．

- アサーティブ（自己表現的）タイプ：「私はOK，あなたもOK」

  自分も相手も大切にした自己表現の形．

望ましいのはもちろんアサーティブタイプです．そのためのスキルとしては，誰が／何を／いつ／どこで／どんな目的で／どうやってのような客観的な事実を盛り込んで説

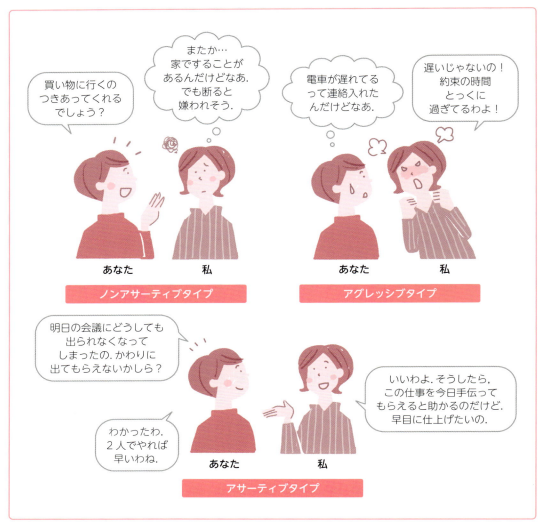

図 I-4　コミュニケーションのタイプ

明することと，代替案を示すこと，また，I（アイ）メッセージ，つまり「私は」を主語に，具体的な気持ちや要望を伝える方法が効果的です．実際の方法を Chapter II で詳しく見ていくことにします．

　アサーションのスキルを学ぶことで，コミュニケーションの場でよりよい自己表現ができるようになりますが，いつもアサーティブなコミュニケーションをしなければいけないということではありません．前述したように，アサーション権の中には，その結果を自ら引き受けるならば，主張しない，アサーティブな態度を取らないという権利もある点が大切です．

# セルフケアの達成を目標にする

## 医療行動科学とは

　行動科学は人間の行動一般を対象として研究する学問で，心理学，社会学，人類学など多くの学問領域にわたります．医療の現場での行動科学は医療行動科学と呼ばれ，患者の習慣，態度，思考様式を対象として，より望ましい習慣，態度，思考様式への変容を促すことを目的としています．

　行動科学にはいくつかの理論やモデルがありますが，患者の行動変容に役立つ理論や技法として，ストレスマネージメント，学習理論，変化ステージモデル，認知行動療法，セルフモニタリング，刺激統制法，代替行動法，マインドフルネス，交流分析などがあげられます[13]．

　著者はこれらの技法を厳密な方法論に従って実践していく必要はないと考えています．いくつかの技法には共通する要素が関係していたり，相互に関連する部分があったりしますので，患者に対し心身医学的アプローチを実践していく過程で，場面や目的とする行動修正に応じて，取り組みやすい方法を柔軟に用いていけばよいと考えています[14]．

## セルフケア達成のための行動科学的アプローチ

　患者が行う望ましい治療行動をセルフケアといいます．慢性に経過する疾患ではセルフケアの達成度が経過や予後に大きく影響します．セルフケアに含まれる治療行動の範囲は，生活習慣（食事，入浴，運動など），睡眠習慣，通院，薬物療法のアドヒアランスや痒み対策（クーリングなど），ストレスへの対処，搔破行動への対策，セルフモニタリングなど広範囲に及びます．

　患者のセルフケア行動に影響する因子として，環境要因，医師患者関係，心理的要因などがあります．心理的要因のうち，ヘルスビリーフとは治療への信念であり，行っている治療がよい結果をもたらすという認識を指します．セルフエフィカシーは自己効力感ともいい，ある治療行動を自分にもできる，実践できると認識することです．ヘルスビリーフやセルフエフィカシーが高まると，セルフケア行動は達成しやすくなります．患者のもつ感情が，「できない」，「だめだ」，「なぜ自分だけが」のような

ネガティブなものであるとセルフケアは達成しにくくなるのに対し，小さな目標を1つずつ達成していくことの「満足感」や「楽しい」というポジティブな感情がもてると，セルフケアの達成は容易になります．

セルフケア行動の達成には，行動科学的アプローチが役に立つ場面が少なくありません．

## 行動変化のステージモデル

例えば，アトピー性皮膚炎の場合，行動面の課題の1つに掻破行動の修正があります．これには行動変化のステージモデルが役に立ちます．ステージモデルでの治療行動の変化の過程は本来5段階ですが，著者は，①行動変化は必要ない，②行動変化を考える，③行動変化が始まる，④行動変化が続くの4つの行動変化ステージで捉えています．

患者は多くの場合，自分でも気がつかずに掻破行動を繰り返しています．そのうち，掻破行動がくせのようになり，ストレスがかかると，それに対する不適切な対処としてますます掻破行動が増えて，症状が悪化するという経験をしています．まずは正しい情報を提供することが必要です．スクラッチ日記をつけることや，掻破に気づいたら手を組むなどの代替行動をとることを勧めると，患者は行動修正について考え，行動変化が始まります．掻破行動が減少し，皮疹の軽快が得られると行動変化の効果が明確になるので，患者は治療行動に自信をもてるようになります．治療者の役目は行動変化を患者とともに確認し，望ましい行動変化が続くように支持的に対応していくことです．情報提供によって，一気に行動変化が始まる患者を多く経験します．

こころとからだ，両輪のバランスが大切

## 新規全身治療薬の出現で心身医学はもはや不要！？

　今日，強力で効果的なバイオ製剤やJAK阻害薬などの新規全身治療薬の登場により，炎症性皮膚疾患の治療環境は大きく変化しつつあります．高い治療効果が得られることで，疾病負荷が大幅に軽減することが期待でき，それまで皮膚心身症として経過していた患者であっても，多くの場合は，疾患の改善と共にストレスごとに前向きに対処できるようになると想像されます．もはや，皮膚心身医学は不要なのでしょうか？

　心身医学は治療者がさまざまな支援をする中で，患者が治療を通して学び，自己実現を果たすことをひとつの目標にしています．病悩期間が長くなれば，患者の抱える身体・心理社会的問題はより複雑化しています．新規全身治療薬で治療中のケースでは，以下のような課題があると思います．

① 疾患自体に伴う困りごとがストレスと自覚され，それが悪化因子にもなっている場合

　治療効果を上げるために，治療へのモチベーションを維持できるよう支持的な対応を継続的に実践していくことが大切です．その経過中に疾患にまつわる問題ごととは別に，悪化因子となっているストレスごとが自覚されることもあり得ます．

② 疾病への逃避

　治療中，思うような改善が得られないという場合は，疾病への逃避が潜在している可能性があります．念頭に置いて診療にあたる必要があります．

③ 症候移動

　症候移動は治療法のいかんによらず起こり得ますが，著者の最近の経験では，円形脱毛症の軽快とともに抜毛と皮膚むしりが始まったケースがあり，元々の不安の強さや強迫性などが関与したものと考えています．背景はさまざまですが，これも念頭に置く必要があります．

④ 抑うつ，不安症状の顕在化とうつ病，不安症など精神疾患の併存

　皮膚疾患による疾病負荷と密接に関係している場合は，皮膚疾患の治療により精神症状も改善していくと期待されますが，逆に治療が必要となる不安や抑うつが顕在化することもあり得ます．患者の精神状態に注意して観察していくことが求められます．

　また，従来の標準的治療を受けている患者も忘れてはいけません．極めて効果的な治療薬でも，適応にならないとか経済的理由などで，その恩恵に浴さない患者も現実には多いので，従来の治療に心身医学的な視点を取り入れて，診療にあたることが望まれます．

文献

1) Kleinman A：症状と障害の意味，病いの語り―慢性の病いをめぐる臨床人類学，p.3-37, 誠信書房, 1996.

2) Hunter HJA, et al：The impact of psychosocial stress on healthy skin. Clin Exp Dermatol, 40：540-546, 2015.

3) Zhang H, et al：Role of stress in skin diseases：A neuroendocrine-immune interaction view. Brain Behav Immun, 116：286-302, 2024.

4) Slominski A, et al：Characterization of corticotropin-releasing hormone (CRH) in human skin. J Clin Endocrinol Metab, 83：1020-1024, 1998.

5) Crompton R, et al：Corticotropin releasing hormone causes vasodilation in human skin via mast cell dependent pathways. J Clin Endocrinol Metab, 88：5427-5432, 2003.

6) Orion E, et al：Psychological stress and epidermal barrier function. Clin Dermatol, 30：280-285, 2012.

7) リチャード・S・ラザルス，ほか：認知的評価のプロセス，ストレスの心理学 認知的評価と対処の研究, p.25-51, 実務教育出版, 1991.

8) Holmes TH, et al：The Social Readjustment Rating Scale. J Psychosom Res, 11：213-218, 1967.

9) 檜垣祐子，ほか：アトピー性皮膚炎の難治化における心理社会的負荷の関与について―コンサルテーション・リエゾン医療の試み―. 日皮会誌, 110：27-34, 2000.

10) デビッド・D・バーンズ（著），野村総一郎，ほか（訳）：自分の感情を理解する，いやな気分よさようなら 自分で学ぶ「抑うつ」克服法, p.20-45, 星和書店, 1990.

11) 平木典子：よくわかるアサーション 自分の気持ちの伝え方. 主婦の友社, 2012.

12) 平木典子：アサーションの心 自分も相手も大切にするコミュニケーション. 朝日新聞出版, 2015.

13) 吉内一浩編：今日から実践！日常診療に役立つ行動医学・心身医学アプローチ. 医歯薬出版, 2018.

14) 檜垣祐子：皮膚科における行動科学. 日皮会誌, 132：243-248, 2022.

# Chapter II 皮膚の心身医学を実践しよう

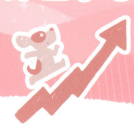

## 診療の始まりは傾聴から

### 傾聴は治療技術の1つ

　心身医学的治療は傾聴から始まります．

　傾聴の「聴」は略字で，もともとの漢字はまっすぐに耳を傾けて聴くというような意味をもっています．言葉の意味からいえば，傾聴は話し手に対し，関心をもって真剣に聴くということになるでしょう．さらに傾聴する際には，耳で聴くというだけでなく，聴き手の姿勢や頭の位置，視線，手の動きなども大切な要素になります．つまり，話し手に意識を100％向けて，理解しようとする態度が傾聴といえるでしょう．

　聴くことを重視し，聴き手に徹する心理療法として，ロジャースは来談者中心療法を確立しました．聴くということは，自然な行動としての聞くことにとどまらず，よい聴き方は治療における1つの技法であり技術となります．ロジャースは来談者中心療法の中で，「正確な共感性」，「無条件の肯定的関心」，「自己一致」を治療過程に不可欠な3つの基本的な要素として提唱しました[1]．これは，広く医療の場で傾聴するために治療者に求められる基本的な態度でもあり，特に前二者に相当する共感的，受容的態度について，しばしば「受容と共感」のように表現され，今日まで重視されています．「自己一致」の概念は理解しづらいところもありますが，著者は治療者に期待される，より本質的な心構えではないかと考えています．

## 傾聴に欠かせない受容と共感

　受容と共感は医療者の基本的な診療態度とされています．受容は聴く側の「心構え」であり，話し手の気持ちや言葉を評価したり，批判したりすることなく，そのまま受け止め，理解することです．つまり，話し手の語る内容に善悪の判断を下したり，同調したりすることではなく，話し手の体験をそのまま理解して受け入れる態度が受容です．一方，共感というのは話し手の気持ちを汲み取って聴き，さらに話し手に共感していることを言語的，非言語的に伝える，聴く側の「話の聴き方」です．

　患者は誰でも医療者に対し，自分に関心をもってほしい，受け止めてほしい，わかってほしい，つまり受容されたいと願っています．そして，自分が受容され，理解されているということを医療者に示してほしい，つまり共感してほしいと願っています．受容され，共感を示された上で，抱えている問題ごとを解決するための手助けをしてほしいと期待しているのです．

　共感と区別すべき概念に同情があります．共感は理解であって，患者の体験や気持ちを自分のことのように「わかる」ことですが，自分自身がそこに埋没してしまうことはありません．同情は患者の体験や気持ちを自分のことのように分かち合って，その状態にとどまっている状態です[2]．つまり，同情が感情領域の態度であるのに対し，共感は認知領域の態度であり，患者の内的経験や不安を理解しつつも，情動的に流れることなく，患者と意思疎通ができます[2]．

 ## 受容と共感による患者とのコミュニケーション

　医療面接は従来，病歴聴取や問診と呼ばれ，情報収集が主たる目的でしたが，今日では情報収集に加え，患者とのコミュニケーション，患者の思いを受け止めて対応する術，つまり受容と共感を重視した面接技法と捉えられています．専門家が親身に話を聴くということは医師患者関係を良好にし，患者の信頼感が強まることで治療へのアドヒアランスも向上し，行動変容を促す動機づけにつながることが指摘されています．共感的コミュニケーションにより患者は勇気づけられ，行動変容を継続しやすくなります[3]．

　具体的な医療面接のコミュニケーション技法としては，以下のようなポイントがあります[3]．

**表Ⅱ-1　5つの質問のタイプ**

- **開放型の質問**：より多くの情報を引き出せる．＊5W1Hである程度範囲を制限するのもよい．
  ＊：いつ・どこで・だれが・なにを・なぜ・どのように
- **閉鎖型の質問**：「はい」，「いいえ」で答える質問．答えを明確にしたいときに効果的．多用すると誘導的になる．
- **多項目型の質問**：「頭ですか，顔ですか，それとも体ですか」．
- **焦点を絞った質問**：「蕁麻疹が出たときのことを詳しく聞かせてください」．
- **中立型の質問**：特定の内容の答えを求めない．「それからどうしました」．

（伴信太郎：9. 基本的臨床能力としての医療面接法再考．日内会誌，103：729-733，2014 を参考に作成）

### ① 聴く（傾聴）

患者が話し終わるまで質問しないようにします．傾聴しなければといって，延々と話を聴く必要はありませんが，一見皮膚の問題と関係ないような話題であっても，患者の全体像を把握し，理解することには役に立ちます．

### ② 観察する

非言語的（アイコンタクト，身振り，手振り，表情，身だしなみ）要素から患者の思いを汲み取ります．

### ③ 共感的な応え方

患者の気持ちを汲み取り，言葉がけをする．「それは大変でしたね」とか，「つらい思いをされたのですね」のような言葉をかけて寄り添います．

### ④ 聴くスキル

うなずき，オウム返し，話の要約と確認，沈黙などがあります．つまり，患者の言葉を繰り返して言ってみることや，患者の言葉を言い換えてみることです．患者の話の筋道がたたないとか，わかりにくいような場合は，「つまりこういうことですか？」のように要約して伝えてみます．また，「それは○○のときの話ですか？」と確認して整理しておきます．ときには沈黙することも聴くスキルになります．

### ⑤ 尋ねる

5つの質問のタイプ，すなわち開放型，閉鎖型，多項目型，焦点を絞った質問，中立型を活用します（**表Ⅱ-1**）．そして最後に，「何か尋ねておきたいことはありませんか」と確認すると丁寧です[3]．

その他，何度も同じ話を繰り返すなどで苛立ちを覚えそうな場合には，次に述べる「自己一致」にそぐわないことになりますので，「そのお話は3回聴いたのでよくわかりましたよ．今度は私の話を聴いてもらえますか？」のように切り上げて，治療の説明に入るのも1つの方法です．

## 自己一致とは？

　ロジャースの提唱した自己一致の概念は，やや理解しにくいところもありますが，実は傾聴において非常に重要な内容を包んでいるのではないかと思います．その意味するところは，聴き手が感じていることや考えていることと言動や態度が一致していて，一貫して矛盾がないことです．

　例えば，患者が同じ話を何度も繰り返すことに苛立ちを覚えたとき，イライラしている自分の気持ちを抑えて，我慢しながら患者の話を聞いているような態度は，自己が一致しているとはいえません．苛立ちをそのまま受け止めて意識化し，自分の内面，心理状態をありのままに受け止めている状態が自己一致といえます．その苛立ちを話し手である患者に伝えてもよいとされていますが，伝え方には当然工夫が必要です．

　このように自分のさまざまな心理状態と共存できている人は，自然体で相手と接することができますから，患者にとっては安心して話ができることでしょう．自己一致の態度は，信頼関係や治療関係の安定につながります．

## 皮膚科診療における傾聴のポイント — 初診

　初診の患者に対しての傾聴のポイントを表Ⅱ-2に示しました[4]．まず，当然のことながら発症から受診に至るまでの疾患の経緯を聴くわけですが，その間，医学的な情報に加えて，患者自身の体験に関心があることを示しつつ，真剣に聴きとります．

　皮膚疾患の診断のためには視診が最も重要なため，通常皮膚科医は患者が話し始めると，即座に皮膚の状態を観察しようとします．しかし，ここで冒頭，患者の話を遮

表Ⅱ-2　皮膚科診療（初診）における傾聴のポイント

- 冒頭，患者の話を遮らない．
- 患者自身の体験に関心があることを示す．
- 視診ですぐに診断がわかっても，じっくり丁寧に皮疹を見る．
- 皮疹をよく観察，視診，触診，検査，処置，治療しながら，，，
  - ✓共感的に対応する（言葉がけ，うなずき，オウム返し）．
  - ✓5つの質問のタイプを組み合わせて情報収集する．
  - ✓解釈モデルを確認しつつ疾患の説明，治療方針を説明する．
- 今後の段取りを伝え，次回報告してほしい課題を出す．
- 言い残したことはないか尋ねる．

（檜垣祐子：皮膚科診療でできる傾聴．心身医学，64：120-124, 2024 より許諾を得て転載）

らないことが大切です．そして，一瞥ですぐに診断がわかっても，じっくり丁寧に皮疹を診るよう努めます．じっくり観察するこの時間は，皮膚科医にとっては長すぎるようでも，患者にとっては，皮膚の診察を受けたと納得がいくために必要な時間です．

　皮疹をよく観察し，触診し，同時に必要な検査（ダーモスコピーや直接検鏡のためのサンプル採取など）を行うことになります．その場で結果がわかる検査については結果を説明しつつ，さらに，外用処置などの治療をしながら，患者の話に共感的に対応します．例えば，「大変でしたね」，「それでは心配になりますね」などの言葉がけやうなずき，患者の言葉をオウム返しするなど，自然なやり取りを心がけます．その際，5つの質問のタイプ（表Ⅱ-1）を組み合わせて，さらに情報収集します．患者の解釈モデルを確認しつつ，疾患の説明，治療方針を説明し，今後の見込みや段取りを伝えます．また，治療開始後の具体的な経過に関して，次回報告してほしいこととして，1つ2つ課題を出しておきます．これは患者自らが治療の主体をなすことの練習になります．そして，言い残したことや聞き逃したことはないか尋ねます．

　診療の最後にはたいていの場合，「お大事に」と心を込めて言うと思いますが，これも1つの自然な心身医学的アプローチで，傾聴の締めくくりともいえます．著者は「お大事に」の後，患者が診察室から出ていくまで視線を外さないようにして見送るようにしています．

## 皮膚科診療における傾聴のポイント ── 再診

　再診の患者に対しての傾聴のポイントを表Ⅱ-3に示しました[4]．

　まず，「さて，その後いかがですか？」のような中立型の質問で始めることが多いと思います．前回からの皮膚の状態の変化や外用療法などの治療が適切にできているか，それらを患者自身がどう評価しているか，うまく行かない点はないかなどを傾聴しつつ

**表Ⅱ-3　皮膚科診療（再診）における傾聴のポイント**

- 「さて，その後いかがですか？」（中立型の質問）で始める．
- 皮膚の状態の変化や，外用療法などの治療が適切にできているか，それらを患者自身がどう評価しているか，うまく行かない点はないかなどを傾聴しつつ確認する．
- 現在の皮膚の状態を評価して支持的に対応し，次回報告してほしいことを伝える．
- 患者の全人的な状態に関心があることを示し続ける．
- 皮膚と無関係な話から始まる場合も，遮らず傾聴し，頃合いをみて「それで，皮膚についてはどうですか？」（焦点を絞った質問）で話題を切り替える．

（檜垣祐子：皮膚科診療でできる傾聴．心身医学，64：120-124，2024より許諾を得て転載）

丁寧に確認します．現在の皮膚の状態を評価して支持的に対応し，また次回報告してほしいことを伝えます．状態が改善すると，医療者の患者に対する関心が薄れてしまいがちですが，患者の全人的な状態に一貫して関心を向け，示し続けることが鍵です．

　時に「その後，どうですか？」と尋ねた際に，「転んで膝を打ってしまって・・・」とか，「この前，息子が来て・・・」のように，患者は皮膚とまったく関係ないと思われる話を始めることがあります．患者のその時点での一番の関心ごとが皮膚のことであるとは限らないためでしょう．このような場合に，著者は患者の話を遮らないで，聴いておくようにしています．やはり，皮膚の問題から遠ざかっていることがわかれば，頃合いをみて「それで，皮膚についてはどうですか？」と改めて，やや焦点を絞った質問を向けて，話題を切り替えるようにしています．皮膚科の診察室では，皮膚の問題を解決することが何より優先的な課題ではありますが，患者の問題ごとの中で皮膚の占める度合いや目下の関心ごとと皮膚との関係を計り，全体像を把握することも大切だと思います．

## ものごとの捉え方（認知）のゆがみ

### ものごとの捉え方(f)の見極めは，ストレス因子(x)を見つけるよりも大切

　Chapter Iで見たように，個別のストレスごとを解決していこうとすると，とても大変で手に負えません．それよりも，ストレスごとに対する，その人の捉え方（認知）や評価の仕方を，よりストレスに対処しやすいように向上させることが大切です．それによって，患者は自分自身でさまざまなストレスに対処できるようになっていくからです．

　まずはストレス因子(x)の詳細よりも，(f)がどんな様子なのかを患者の話を聴きながら見つけていきます．このとき，Chapter Iで紹介したデビッド・D・バーンズによる認知のゆがみのパターンが参考になります（p.11参照）．

　よく知られた認知のゆがみの10項目は以下の通りです．①全か無か思考，②一般化のしすぎ，③心のフィルター，④マイナス化思考，⑤結論の飛躍，⑥拡大解釈と過小評価，⑦感情的決めつけ，⑧すべき思考，⑨レッテル貼り，⑩個人化．認知のゆがみは1つだけみられるとは限らず，しばしばいくつかの特徴が組み合わさっています．例えば，ステロイド忌避の患者が，「今ステロイドを始めると，ステロイドに

頼ってしまって，一生ステロイドを塗らないといけないのではないか」のように話すことがあります．この場合，川のたとえの下流にある，治療環境への不適応(p.2，図Ⅰ-1参照)と捉えられますが，その背景に，①全か無か思考や⑤結論の飛躍，⑥拡大解釈などの柔軟性を欠いた認知のゆがみが存在します．

　皮膚心身症の診療をしていてよく経験するのは，完璧主義とそれに関連する認知のゆがみです．以下によくあるパターンとその対応策を述べてみます．

##  完璧主義が推察される言葉「きちんと」，「ちゃんと」，「全部」

　患者とのやり取りの中で，こんなフレーズを耳にすることはありませんか？「毎日きちんと薬を塗ればいいんでしょうけど・・・」，「スクラッチ日記(p.32参照)に全部は書けなかったんですが・・・」，「ちゃんと早起きすればいいのですよね」など．下線部分の言葉は完璧主義が根底にあることが推察されます．これらの後には，心の中で「でもそうできない自分はダメです」というフレーズが続き，無力になってしまいます．これでは，セルフケア向上のための行動修正はうまくいきません．

　100％できる自分が理想ですが，できないと投げ出したりできていない部分にばかり目がいったりして，まだできない，ダメだと否定的な気分になってしまい，決して満足することがありません．

　実は，周囲からも別に完璧さを期待されているわけではないのに，自分で追い込んでしまっているのです．外用薬を毎日塗るように指導されていた場合，何かの事情でできなかった日があっても，本来のアドヒアランスは高めなので，別にどうということはありません．

　100％の理想の状況に自分を合わせるのではなく，今の状況から出発して理想に向かうプロセスを重視するようにすると，結果にこだわることなく適切な行動を続けることができますし，自分を褒めたり，時には自分にご褒美をあげたりして，楽しみながらセルフケアを実践していくことができます．

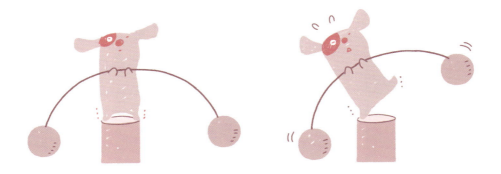

 **ヤジロベエも転ぶ0-100パターン**

　ヤジロベエは真ん中にあると，左右のどちらに振れても，また真ん中に戻ってきますね．しかし，もしもヤジロベエがどちらかに大きく振れたままだと，ちょっとひと押ししたらバランスを崩して落ちてしまいます．ストレス対処も同様で，0や100の両極端ではギリギリで余裕がなく，考え方にも融通が利かなくなってしまいます．真ん中に立つヤジロベエのように柔軟に構えられると，ストレスごとにも対応しやすくなります．

　ヤジロベエのたとえは，患者にはわかりやすいようで，うんうんとうなずいてくれます．ただ最近，若い患者の中には，ヤジロベエがどんなものかわからないという人もいますので，そんなときは輪ゴムのたとえもお話します．頑張ることは美徳のように思われがちですが，いつもいつも頑張っていると，ピンと張られた輪ゴムのように，だんだん弾力が失われて伸縮性がなくなり，ついには切れてしまいます．普段は緩んでいればこそ，必要なときに力が発揮できるのです．

 **段取りしすぎて，失敗の機会がない**

　ものごとを計画的に運び，よく準備して臨む習慣のある人は，たいていのことは失敗することはなく，結果的にうまくいきます．心配性の人によくあるパターンで，失敗への恐れが強かったり，うまくいかなくて焦ったりすることを避けようと段取りするわけです．職場でもテキパキ仕事をこなすので信頼も厚くなり，ますます仕事が増えたりします．

　そんなとき，何か予想外のことが起きるなどして段取り通りにいかないと，ストレス状態に陥ってしまいます．これもやはり柔軟性が足りないことが関係しています．

時には失敗もOKというくらいのつもりで，その場で判断・対応する余地を残しておくようにすると，柔軟性のある対処，臨機応変の練習になり，ストレス状態にも陥りにくくなります．

### 小さな目標を設定して達成しよう

　100％を目指しても，到達することはまずありません．完璧主義は「もっとちゃんと」と自らを追い込むので，常に理想と現実のギャップを抱えて苦しくなります．

　そこで発想を変えて，小さな目標を設定します．1週間のうち2日は早起きする，というように，簡単に達成できるような内容にします．そして，達成したら自分を褒めて，「よくやった！」と言ってみます．余裕があれば，次は1週間のうち3日は早起きする，のようにまた小さな目標を設定します．だんだん増やしていくことを目標にするのではなく，自分で達成できたところを評価して，なんならご褒美をあげる，という習慣を獲得し，結果よりもプロセスを楽しめるようになることが大切です．この方法は自己評価を高めることにも役立ちます．

　難しい課題に直面した場合でも投げ出したりせず，課題を小さく分けて，できる範囲で，できるところから取り組むように工夫してみるよう勧めます．

### 「べき主義」は言葉を言い換える練習を

　「〜しなければならない」，「〜するべき」という表現も日常的に頻発します．これはかくあるべしの『べき主義』に基づくもので，完璧主義と共通します．自分の言葉は自分でも聞いているので，慣れ親しんで，そのスタイルが強化されていきます．

　そこで，言葉を置き換える練習をしてもらいます．自分の言葉を聞いていて，例えば，「明日9時に病院に行かなければならない」と言ったことに気づいたら，「病院に行かないより，行ったほうがよい」のように言い直してみます．

　練習を繰り返していくと，『べき主義』的な言葉に容易に気がつくようになります．そして「〜しないより，したほうがよい」というような，より柔軟な発想が自然にできるようになり，行動にも柔軟性が出てきます．

　たとえ9時に行かれなかったとしても，「失敗した！　どうして行かれなかったのだろう？」と落ち込むことなく，「行かれなかったことは仕方がない」と落ち着いて予定を変更するなど，対応することができます．

## マイナス化思考にはいいこと探し

　何かいいことがあっても，大したことではない，誰にでもあることだからなどと過小評価してしまう人がいます．何ごとにつけネガティブに捉えがちで，「ちっともいいことなどない」と言う人もいます．過小評価やマイナス化思考という認知のゆがみが関係しています．

　診察室で，「右手はとてもよくなりましたね」と言っても，「でも，左手が・・・」．「以前よりも掻破行動がずいぶん減りましたね」と言っても，「でも，まだここは掻いています」のように，ダメなところやよくないところを見つける名人で，いいこともすべて打ち消してしまいます．医療者もまだ改善しないところに目が向きやすいので，ついつい，「ここがまだだね」などとうっかり発言して，マイナス化思考を強化してしまうこともあるので気をつけたいところです．

　「でもでもパターン」には，「いいこと探し」を提案してみます．毎日3つ（5つといいたいところですが，目標は小さく）いいことを探して，ノートに書くようにします．そして，そのとき自分の気持ちがどうであったのかを書き加えるように説明します．サンプルがないと難しくなってしまうので，その場で一緒に例を考えます．

　「『予定した日に受診できた』はどうですか？」

　「えー？　そんなことでいいんですか？」

　「予定通り来られないときもあるわけですから，いいことではないですか？」

　「それはそうです．薬がなくなってしまうと困るので，受診できたら安心です」

　「安心して気持ちがちょっと落ち着きますね」など，ささやかで当たり前のようなことでよいのです．

　いいことは旅行に行ったとかライブに出かけたとか，特別なことでなくてよいわけですし，自分がそのときに，嬉しかった，楽しかった，ほっとした，ゆったりした，わくわくしたなど，かすかにでも体験したポジティブな気持ちを意識化して，それを

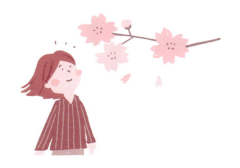

記録します．継続していくと，日常生活の中に細やかな喜びの瞬間がいくつもあることに気づき，自身の行動修正やスキンケアについても，未達成のところから達成できたところに焦点が移っていきます．そして，いつの間にかでもはなくなっていきます．

## ストレス反応への対応

### 身体反応への対応

皮膚心身症として経過している皮膚の症状は，一種の身体反応が遷延しているものと考えることができます．心身医学的治療とは身体的治療と心理社会的アプローチを含むものですから，薬物療法などの身体的治療を欠かすことはできません．アドヒアランスを良好に保ち，薬物療法の効果を上げるためにも，患者とのコミュニケーションを図り，信頼関係を築くことが大切です．

また，皮膚のコンディションを整えるために適切な生活習慣は必須ですが，患者がどのような生活を送っているかについては，後回しにされがちです．十分な睡眠は健康上とても大切ですが，多忙な現代人は睡眠時間を削って活動していることがうかがわれ，国民的課題となっているようです．セルフケアの項（p.41参照）で詳しく述べます．

### 心理反応への対応

イライラや焦り，落ち込み，不安，怒りは起きるのが普通です．

誰でも，思うように進まない，期待通りにいかない，自分のペースが乱されるというような場面では，イライラしたり，焦ったり，不安になったり，怒りがこみ上げたりしますね．

これらは自然の感情なので，打ち消す必要はありません．ただ，それを膨らませない，長引かせないことが大切です．

#### 🌱 イライラは自分の中にある

対人関係のストレスごとで，「誰それがイライラの元です」，「見ているとイライラする」など，相手の言動こそが問題であって，自分がイライラさせられている，と語る患者をときどき経験します．しかし，『過去と他人は変えられないが，未来と自分は変えられる（エリック・バーン：カナダの精神科医）』といわれるように，他者の行動を変

えることはかなり困難です．しかも，イライラは実は自分の中にあるので，自分のイライラをおさめていくような工夫をしたほうが簡単です．私たちは，ついつい他者をコントロールしようとしてしまいますが，A. W. シェフ[5]はこれを「コントロールの幻想」と説明しています．期待通りの反応が得られない，何度言っても行動を変えてくれないというようなときは，自分がコントロールの幻想に陥っていないか，自分自身を見つめてみることも大切です．

また，イライラを越えてしまうと怒りの感情となって爆発しかねません．思い通りにいかない，問題ごとが解決できない，理解できないというような場合に怒りを生じることもあります．本来の問題解決には結びつかないので，イライラや怒りを抱えても，早めに手放したほうが身のためです．

### 🌸 焦りは掻破行動に直結

「イライラや怒りは何とかなるが，焦りはどうしても掻破行動につながってしまう」掻破行動の修正に取り組む患者の言葉です．焦りの感情は，間近で具体的な目標に対して，失敗するかもしれない，しまった，失敗した，間に合わないかもしれない，できないかもしれないというようなときに生じます．掻破行動はその感情や緊張を和らげる効果がありますが，長く続いてしまうと皮膚症状の悪化を招きます．掻いていることに気がついたら，手を組むなどの代替行動に置き換えて止めるようにします．

電車に乗り遅れそうとか，財布がないことに気がついたというような場面では焦りを感じやすいですが，まず深呼吸をして冷静さを取り戻し，具体的な対策を講じるのがよいと思います．

### 🌸 落ち込みはそっと傾聴

不安・抑うつは皮膚疾患と近い関係にあるようで，乾癬やアトピー性皮膚炎などの慢性炎症性皮膚疾患では，併存する精神医学的問題として，しばしば，不安・抑うつが報告されています[6~8]．

気分の落ち込みは，皮膚疾患があることでも生じますし，治療意欲の低下を招くなどして，皮膚疾患の経過にもネガティブに影響することがしばしばです．このような場合，「頑張りましょう」のような励ましはマイナスになることもあるので，配慮が必要です．何か支持的な助言をしなければと思いがちですが，ただスポンジの壁のようになって，傾聴することでも十分ではないかと思います．患者は心情を吐露することによって気分が落ち着いてくると，おのずから問題点が整理され，次回の診察予約を取るという現実的な行動に戻って帰っていくことを経験します．

ただ，うつに関連する状態には，気分の落ち込み・抑うつ気分・うつ状態・うつ病

など，意味あいの異なる言葉がいくつかあります．皮膚科のように非専門の領域では，これらの違いにあまり注意を払われずに用いられているように思います．

　例えば，研究論文などを読む際に，「うつ」の合併が何％のように数字が示されることもありますが，「うつ」が何を意味しているのか，すなわち，うつ病の診断や病歴なのか，質問紙でカットオフ値以上であったことを指しているのか，抑うつ気分の症状があったのかなど，内容に注意して読み解く必要があります．

　皮膚科の診療現場で最も大切なことは，メンタルケア科(精神科・メンタルヘルス科)や心療内科のような専門の医療機関での治療が必要か否かの判断です．

　うつ病か否かの判断は難しいので，うつ状態の程度から，日常生活に支障があるような場合は，メンタルケア科の受診を勧めます．抑うつ気分や気分の落ち込みについては，一時的で日常生活に支障がなければあまり問題にはなりませんが，長引くようであれば気をつけなければなりません．

## 🌱不安は必要なものですが・・・

　皮膚疾患に併存する精神医学的問題として，不安は抑うつと並んでしばしば取り上げられます．前述の焦りと似ていますが，焦りが目前の具体的な課題に対する感情であるのに対し，不安は将来の出来事に対する心配や緊張であるといわれます．不安を感じることによって，特定の課題が乗り越えられるように準備したり，リスクを避けたりすることができるので，いってみれば生きて行く上で必要なものともいえます．

　しかし，原因がわからないのに強い不安に駆られて日常生活に支障があるような場合や，特定の状況や場所で症状が出現したり自律神経失調症状を伴ったりする場合は，不安症の可能性がありますし，専門的治療の必要性についての判断を要しますので，メンタルケア科の受診を勧めます．

## 🌱不安の種を探さない

　気がかりごとが1つ解決すると，次の不安の種を探して，常に不安を抱えているような人もいます．身体はここにあるのに，いつも先のことに心が捉われてしまうような状態です．仕事など，課題が1つ終わると，休む間もなく次のことに取り掛かるような場合も同じです．大事なのは，先のことよりも「今ここ」，つまり，自分の身体と心が同じところにあって，ひとまとまりに落ち着いているという感覚です(p.38参照)．

　一段落したら，次のことに取り掛かる前に，やれやれと一服して自分をねぎらうことや，充足感を味わうことが大切です．それから，次の課題に取り組みましょう．

## 🌱不安は意欲の裏返し

　森田正馬先生が創始者である森田療法では，「あるがまま」の心構えが大切とされま

す[9]．それは理屈ではなく自然体で取り組む，体験する，という行動本位の考え方を表す言葉であると思います．不安を感じるとき，それを打ち消そうとせずにそのまま受け止めて，あるがままに認めようということです．理想の状況を思い描いて，そのようにあるべきと捉えてしまうと「べき主義」(p.27参照)に陥ってしまいます．

不安は意欲の裏返しであって，意欲が強い分，不安も大きくなります．生きる意欲のほうを大事にして，不安はそのままに，とりあえずその場に適した行動をとることが大切ということではないでしょうか．

## 行動反応への対応

ストレスに対する行動反応は，ストレス対処という点で適切とはいえない行動を指します．皮膚疾患の治療を行っていく上で，著者は行動へのアプローチが特に重要であると考えています．その訳は，「行動は見える」からです．日常的に皮膚疾患に対応している皮膚科医は，皮膚を見る，皮疹を見る，ダーモスコピーで見る，顕微鏡を覗いて見る，病理組織を見るというように，見るトレーニングを積んでいるので，眼に見えるものの分析や評価は得意です．一方，前に述べた，心理反応のようにはっきり目に見えないものはどちらかというと苦手で，敬遠しがちです．目に見える行動反応へのアプローチは皮膚科医にとって，取り組みやすい方法ではないかと思います．

ストレスに対する行動反応として，まず課題になるのが掻破行動です．アトピー性皮膚炎をはじめとして，掻破行動が関与する皮膚疾患は沢山あります(p.4，表Ⅰ-1)．

掻破行動を減らすための行動修正の方法としては，スクラッチ日記の活用，セルフモニタリング，代替行動をとるよう工夫するなどがあります．これらは通常高校生以上であれば問題なく適応できます．中学生以下の子どもの場合は工夫が必要です．

### スクラッチ日記の活用

アトピー性皮膚炎や痒疹のように，掻破行動が悪化因子として重要である疾患(p.4，表Ⅰ-1)に対しては，掻破行動を減らすことを行動面の課題としてアプローチすることが大変効果的です．そのためのツールが「スクラッチ日記」で，一種のセルフモニタリングともいえます(図Ⅱ-1)．患者自らが掻破した部位，日時，きっかけ・状況を記録することで，自分自身の掻破行動のパターンや意味を知ることができ，心身相関に気づくきっかけともなります．その結果，掻破行動は減少し皮疹の改善を見るので，成功体験の1つとなって，セルフケアの向上に結びつきます．

冊子体が使いやすいですが，パソコンやスマートフォンに入力する人や，1枚紙に

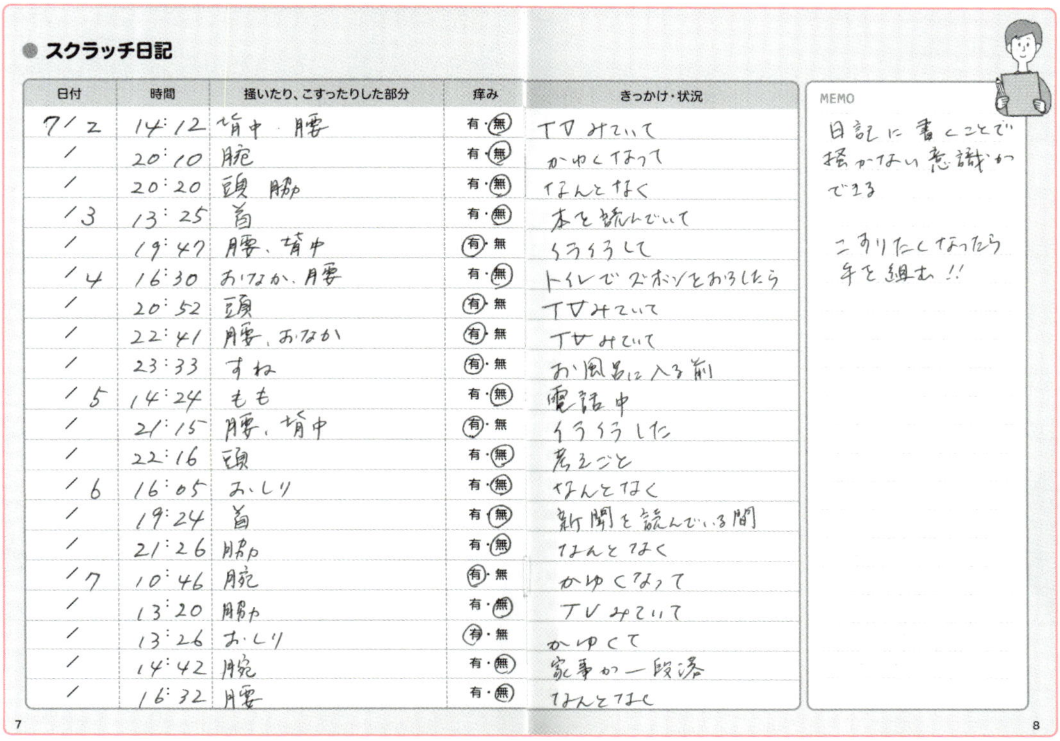

● スクラッチ日記

| 日付 | 時間 | 掻いたり、こすったりした部分 | 痒み | きっかけ・状況 |
|---|---|---|---|---|
| 7/2 | 14:12 | 背中・腰 | 無 | TVみていて |
| / | 20:10 | 腕 | 無 | かゆくなって |
| / | 20:20 | 頭 脚 | 無 | なんとなく |
| /3 | 13:25 | 首 | 無 | 本を読んでいて |
| / | 19:47 | 腰、背中 | 有 | イライラして |
| /4 | 16:30 | おなか、腰 | 無 | トイレでズボンをおろしたら |
| / | 20:52 | 頭 | 有 | TVみていて |
| / | 22:41 | 腰、おなか | 有 | TVみていて |
| / | 23:33 | すね | 有 | お風呂に入る前 |
| /5 | 14:24 | もも | 無 | 電話中 |
| / | 21:15 | 腰、背中 | 有 | イライラした |
| / | 22:16 | 頭 | 無 | 考えごと |
| /6 | 16:05 | おしり | 無 | なんとなく |
| / | 19:24 | 首 | 無 | 新聞を読んでいる間 |
| / | 21:26 | 脚 | 無 | なんとなく |
| /7 | 10:46 | 腕 | 有 | かゆくなって |
| / | 13:20 | 脚 | 無 | TVみていて |
| / | 13:26 | おしり | 有 | かゆくて |
| / | 14:42 | 腕 | 無 | 家事が一段落 |
| / | 16:32 | 腰 | 無 | なんとなく |

MEMO
日記に書くことで掻かない意識ができる
こすりたくなったら手を組む!!

7　8

**図Ⅱ-1　スクラッチ日記の例**
自験例をもとに著者が作成した記載例

してトイレ(掻破行動の起きやすい場所)の壁に貼る人もいます.

## 症状とストレスグラフ：心身相関への気づきが第一歩

もう1つのツールとして著者が用いているのは「症状とストレスグラフ」(図Ⅱ-2)で，これも一種のセルフモニタリングの方法です．痒みなどの症状とストレスの度合いをウィークリー記録として，1週間ごとに1から10で患者自身が評価していくことで，中期的に症状の変動とストレスとの関連を表して，心身相関に気づくためのものです．また，週ごとにストレスとなった問題ごとを簡単に記載しておくことで，どのようなストレス因子に影響されやすいのか，またストレス状態と症状との時間的関係などがわかるようになります．

数ヵ月継続することで，患者は自らの症状の変動について見通しが立つようになり，皮膚症状の変化に振り回されることがなくなって，自分の判断で適切な治療行動をとることができるようになります．治療者は患者とともにウィークリー記録を見ながら，小さなことでもセルフケアに結びついたことを見つけ出してエンパワーメントすると，患者は成功体験を重ねて，自信を深めることができます．「アトピー性皮膚炎の方のた

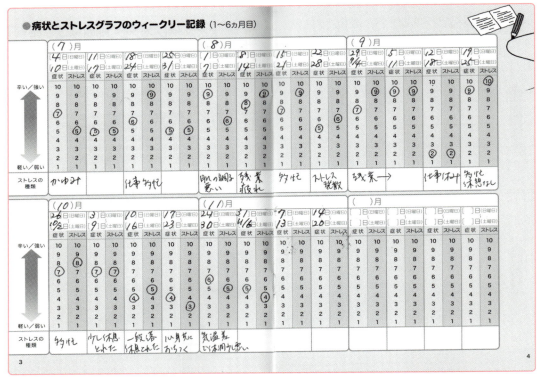

**図II-2 症状とストレスグラフのウィークリー記録**
自験例をもとに著者が作成した記載例

めの症状とストレスグラフ」PDF版は，藤田医科大学医学部総合アレルギー科のホームページからダウンロードすることができます(https://fujita-hu.ac.jp/〜allergy/files/atopic.pdf).

### 条件反射制御法

　条件反射制御法は，やめたいと思っている行動が条件反射的に起きるのを起こりにくくするための方法です．皮膚心身症の中で，掻破行動や抜毛などの行動の問題は，ストレスや嫌なことがあったときに起きる心因性の場合と，ストレスを感じているわけではないが，ついつい手が動く，というように繰り返し起きる常同的な行動があります．心因性の場合は，セルフモニタリングや代替行動を用いるなどして比較的修正が容易ですが，常同的に繰り返される行動は，修正が容易ではありません．条件反射制御法はそのような常同的，条件反射的な行動の修正に適応することができます[10]．

　子どもにも応用できるので，抜毛症の子どもを例にとると，常同的な抜毛行為を「抜毛しない」という行動に変えていきます．まず，おまじない的なキーワード・アクションを設定します．例えば「私は，今，毛を，抜けない」というキーワードについて，1つ

ずつ，腕を組むとか，拳を握るとかの動作を決めます．これを毎日一定回数実行し，決められた時間，抜かないことを約束し，記録します．そして，実行できたら治療者や親が褒めたり，「できたシール」などの報酬（ごほうび）を与えたりすることをあらかじめ決めておきます．ともかく，実行することが大切で，回数も到達可能な小さな目標にしておき，少しずつ増やしていくようにするとよいでしょう．

### ハビットリバーサル ― 代替行動をとる

搔破行動のように，修正したい習慣化した行動をそれ以外の行動，すなわち代替行動に替える方法（ハビットリバーサル）です．簡単にできてなおかつ効果的です．

例えば，搔いていること，触っていることに気づいたら，とりあえず手を組むとか，腕を組むというような代替行動をとります．また，すぐに搔き始めてしまうなど，うまくいかない場合もあると思いますが，あまり気にせず，何度か試すことが大切です．1回でもうまくいって搔くことを止められたら，自分を褒めるというぐらいの心構えでいってみるのがよいと思います．

手を組む以外にも，気分を変えたり，リラックスしたりできるような行動に替えるのも効果があります．座っているときであれば，立ち上がって周囲を歩く，深呼吸する，音楽を聴く，お茶を飲む，リラックスボールを握るなどを勧めています．

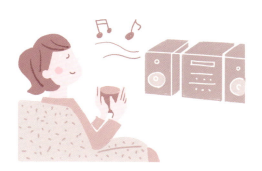

**交感神経から副交感神経へ**

### リラックスボールを握ってみよう！

ストレスがかかると，交感神経緊張状態になりますが，常にその状態でいると，ストレスごとや自分に負荷がかかっていることに気が付きにくくなります．その状態が当たり前になってしまうわけです．

慢性のストレスは視床下部下垂体副腎系および自律神経系を介して痒みに関与します．これには，交感神経緊張状態だけでなく，それに対する副交感神経の機能異常が指摘されています[*, **]．交感神経の緊張に対して，副交感神経の制御がうまく行かないために，ブ

レーキがかかりにくくなっていることになります．

　皮膚心身症の治療では，交感神経緊張状態を解き，リラクゼーションによって副交感神経を刺激してリラックスモードに切り替え，休息を自分でとれるようになることが必要です．

　リラクゼーションの方法にはいくつかのものがありますが，リラックスボールは簡単に用いることができるので，著者は診療机の上にいつも置いています．いろいろなものがありますが，著者はこぶしより少し小さい，柔らかなぬいぐるみを用いています．これを手のひらにのせて，ギューッと握ってふわっと放します．

　緊張状態が続いているなと思われる患者に気づいてもらうために，診察のときに患者の手のひらに乗せて，「ギューッと握って，ふわっと放す．もう1回」と3回ほど繰り返します．そして，「何か感じますか？」と尋ねてみます．「なんか気持ちいい」，「暖かい感じがした」，「柔らかい感じがします」のように，何かしらの感覚が得られる人は，この方法がリラクゼーションとして使えます．あまりに緊張が続いている人は，ギューギューと力を込めて握ったり，「何も感じません」と答えます．こういう人こそリラクゼーションが必要なのですが，リラックスボールではまだ無理なので，とにかく深呼吸をしてもらうとかもっと単純にやってみてもらうことにしています．

　ちなみに深呼吸やリラックスボール，瞑想といったリラクゼーションの方法は，緊張状態のときだけするのではうまくいきません．普段から練習してリラックスした状態を体験として知っておくと，緊張状態で実践したときに，リラックス状態にたどり着けるのです．

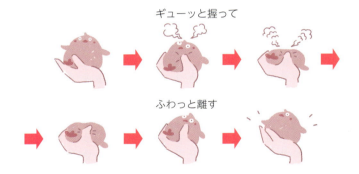

文献
　*）Golpanian RS, et al：Effects of stress on itch. Clin Ther, 42：745-756, 2020.
　**）Kim HS, et al：An aberrant parasympathetic response：a new perspective linking chronic stress and itch. Exp Dermatol, 22：239-244, 2013.

# ストレス対処スキルをアップしよう

## ストレスに気づくのが出発点

　皮膚心身症の患者の場合を想定すると，ストレスへの対処法を考える前に，まずはストレスとなる問題ごとに気づくのが出発点となります．ChapterⅠ(p.8参照)で述べたように，おめでたいことやお祝いごとはストレスになっていても気づきにくいですし，対人関係の問題のように，よくあるストレスごとは「誰にでもあることだから」とストレスと認識できないこともあります．これはストレスの過小評価に当たります．

　ストレスごとをストレスごとと捉えられない，あるいはストレスごとと認識できても対処できない状況でストレス反応が遷延し，心身症に結びつくわけですので，自分自身の抱えるストレスと皮膚の状態との関係，すなわち心身相関を理解することが大切です．

## ストレス対処法のいろいろ

　ストレス対処の仕方にはさまざまな方法があります(p.12参照)．ラザルスによれば，ストレス対処の様式には，大きく問題中心の対処と情動中心の対処の2つがあり，具体的な対処様式として，計画型・対決型・社会的支援模索型・責任受容型・自己コントロール型・逃避型・離隔型・肯定評価型があります．これらはどちらかというと，主にライフイベントに相当するストレスごとへの対処法ともいえます．

　しかし，心身症の患者の場合，ストレス対処がうまく行われていないわけですから，いきなり問題解決的，対決的な対処法を提案してもハードルが高すぎます．著者は比較的容易な方法として，ストレスごとそのものに対応するわけではありませんが，ストレス解消(発散と休息)，リラクゼーション，優先順位をつけるという方法をまず提案しています．それからお勧めのストレス対処法としてソーシャルサポート(社会的支援)があります．逃避，回避も時に有効な方法で，ストレス因子としてよくある，対人関係の問題にも使えます．

## ストレス解消──休息は案外難しい

　ストレス解消は簡単にできるストレス対処法の1つです．ストレス解消することは，

ストレス因子そのものの解決には直接影響しませんが，ストレス状態が緩和されることにより，後述するような認知のゆがみが修正されたり，より問題解決的な対処に向かいやすくなったりします．

ストレス解消には発散と休息があります．スポーツや会食など，ストレス発散の機会は沢山ありますし，ストレス解消＝発散と考えている人も少なくありません．ストレス発散によって，気分が上向けば視点が変わるなどして，ストレスごとにうまく対処していくことが可能になることもあります．

難しいのは休息で，多忙で時間に追われる現代人は慢性的に緊張状態が続いていて，休息をとることが下手な人が少なくありません．睡眠をとっていれば休息も足りていると考えている人もいますが，睡眠だけが休息ではありません．特別に予定がなくて，スケジュール帳が空白であっても焦燥感を感じたりせず，快適に時間を過ごせることも大切な休息です．このとき，リラクゼーションを同時に取り入れると，より効果的でしょう．リラクゼーションとしては，ゆったりとして音楽を聴く，好きなお茶を味わって飲む，好みのアロマの香りを楽しむ，半身浴，ストレッチ，マインドフルネス，瞑想，自然に触れる，森林浴などがあげられます．仕事のように長時間緊張が続くような状況では90〜120分に1回，上手に休息を取り入れるとよいといわれています．

忙しいとは心を亡くすこと
### 『今ここ』を大切にしよう

　私たちは忙しい毎日を過ごしたり，時間に追われたりしていると，ついつい先のことに気をとられ，『今』を忘れてしまいがちです．子どもも親からせかされて，「早く，早く」と毎日のように言われています．

　朝起きたときから，仕事に出かけるための身支度やら，スマホやテレビを見ながらの朝食，帰宅するや否や夕飯の支度など，いつも次のことのための準備をしているように思います．

　このような状態は，まるで頭と心と身体がそれぞれ別のことをしているかのようです．ちょっとの間，雑事を脇にやって，ゆっくりと呼吸してみませんか？

　目を閉じて静かにしていると，呼吸している自分の身体，落ち着いて穏やかな自分の心，そのことに注意を払って観察している自分の頭，それぞれがひとところにあって統合され，今という時を体験していることがわかります．

　『今ここ』にいる『自分』を見つけることができると，せかせかとあわただしく過ぎていく時間に巻き込まれることなく，もっと自分らしくいられるのではないでしょうか？

### 優先順位をつける

　問題山積で投げ出したいようなときは，優先順位をつけてみるのが効果的です．例えば，今日したほうがよいこと，明日でもよいことと分けて，今日の分だけ取り組むというようなやり方です．

　あれもこれもやらなければとか，1つのことに取り組んでいると，別のことが気になるというような状況で，頭の中で優先順位をつけるのは難しいものです．そんな場合は，To Doリストを作ってとにかく思いつくままに課題を書き出し，重要なものや急ぎのものから，◎，○，△などの記号を付けて◎だけ取り組むという方法を患者に勧めています．課題や問題ごとに振り回されるのではなく，できるところだけ実行することで達成感も得られ，ゆとりが生まれます．

　また，問題ごとをいくつかに分けてみて，できそうなところから取り組むのもよい方法です．試験のときなど，簡単そうな問題から手を付けて，「できた！」という体験を重ねていくと，自信や余裕が生まれて，難しそうな問題にもチャレンジしやすくなると思います．

### お勧めはソーシャルサポート

　ストレス対処スキルの中で，ソーシャルサポートを得る方法は比較的容易に実践できます．人に相談して助言を求めたり，援助を求めて受け入れたりなどが該当します．相談する相手は，信頼できる友人，家族，専門家，行政の窓口などで，患者は1人で問題を抱え込まずに共有することで，負担が軽減するのに加え，客観的な助言を得ることで，視点を変えて問題を見つめ直すことができます．

　このとき得られる助言や援助については，自分の考えと異なる意見でも，いったん心を開いて受け入れてみることが大切です．助言の通り行動するかどうかは，その後よく考えればよいのです．何かしらの援助を提案された場合も，かたくなにならずに受け止めて，それから受け入れられるかどうかを検討するよう勧めます．

### 対人関係のストレスにはコミュニケーションスキルで対応

　Chapter I (p.7，表 I-2)で見たように，20～30代ではストレス因子として多いのは，職場，家族のいずれも対人関係のストレスごとでした．40～50代も人間関係

のはざまに立ったり，家族構成が変わって対人関係ストレスを生んだりすることがしばしばですので，コミュニケーションスキルを向上させることは，どの世代にも大切です．

## ◆ ウイン・ウインのアサーションスキルを使ってみよう

アサーションは対人コミュニケーションのスキルの1つで，相手も自分もOKのウイン・ウインの関係になるように，自己主張するものでしたね(p.13参照)[11, 12]．アサーションのポイントとして，以下のようなものがあります．伝えたいことを整理する，客観的な事実を盛り込む，代替案を提案する，I（アイ）メッセージを使う，目線・声のトーン・身振り・姿勢など言葉以外の要素も大切，リハーサルすること，タイミングを見て話しかけること，さらに聞き上手になることもうまく行くためのコツです．

例えば，仕事が手一杯なのに，さらに用事を頼まれたとします．そのとき，「私は今日中に仕上げないといけない仕事があって，遅れると迷惑をかけてしまいます(客観的事実)．ですので，その用事は引き受けられないのですが，明日でよければ引き受けられます(代替案)．それでもよいですか？」というのがアサーティブな返答です．引き受けられないという自分の主張をするのですが，このように，自分の現在の状況を伝えることで，相手にも初めて「ああ〇〇さんは手一杯なのだな」とわかるわけです．「それなら明日でいいから頼みますね」となって，お互いにOKで終わります．それを「困ります．どうして私にばかり頼むのですか！？ ほかに暇な人がいるのに」(アグレッシブタイプ)とか，断れずに「・・・はい，わかりました(大変だ・・・終わらないかもしれない)」(ノンアサーティブタイプ)になってしまうと，前者は自分だけOK，後者は相手だけOKのまずいコミュニケーションになってしまいます．

## ◆ YouメッセージよりIメッセージ

アサーションではIメッセージを活用します．例をあげると，部屋の中を片付けない家族に対して，「あなたは何でいつも散らかしっぱなしなの！」という言い方は，アグレッシブタイプのYouメッセージになってしまい，相手には，ただ怒っているということしか伝わらない可能性があります．しかし，「私はあなたが部屋を片付けてくれたら，とても助かるの」のようにIメッセージで表現すると，本人が言っているのですから否定のしようもなく，その思いが相手に伝わりやすいですし，言われた方も否定的な気分になりにくく，それならちょっと片付けようかと行動変換が促されます．

初めのうちは思うような相手の反応が得られなくても，いつもIメッセージを意識して話しかけるようにしていると，ある時から驚くほど好意的な反応に変わったりすることもあるのであきらめてはいけません．何より，相手を客観的に観察できるように

なるので，自分のイライラも減っていきます．

### あえて主張しないスキルもある

自分がアサーションスキルを習得し，アサーティブなコミュニケーションができるようになったとしても，いつもそうしないといけないということはありません．時には，アサーションスキルをあえて使わないという選択肢もあり，これも大切なアサーション権の1つです．

例えば，自分の主張に対して，相手が感情を高ぶらせて聴く耳をもたない状態であるとか，自分に危害が加えられそうな状況では，あえてアサーティブコミュニケーションを取ろうとせず，無視する，立ち去る，逃避するといった態度をとることもできます．ただし，その結果は自分で受け止めなければなりません．

そして後日，相手が冷静なときに，再度アサーティブに主張すればよいのです．

### 対人関係のイライラ対策

対人関係の問題はイライラや怒りなど，ストレスに対する心理反応を引き起こしやすいものです．思い通りにならない，期待通りの反応が得られないというような場面では，コントロールの幻想（p.30参照）に捉われていないか，冷静に振り返ってみるとよいと思います．

また，職場の対人関係の問題で，「どうして，あんなことを言うのだろう？」，「なぜ，あんなふうに行動するのか全然理解できない」と語る患者がいますが，なぜ，どうしてでは問題ごとの解決に結びつかないので，そのスタイルは捨てて，相手の行動のパターンを観察するように勧めています．それだけでも対人関係の問題に巻き込まれにくくなります．また，難しい相手からはなるべく遠ざかるように工夫して，逃避・回避のストレス対処法を使います．

# セルフケア行動をサポートしよう

## セルフケアのチェックリスト

セルフケア行動は，生活習慣，通院，薬物療法のアドヒアランスなども含め広範囲に及びます（表Ⅱ-4）．生活習慣としては，食事，睡眠，入浴，運動などが適切に行われているかどうかが，チェックポイントになります．直接治療に関係するものとしては，定期的に通院できているか，また，薬物療法へのアドヒアランスとして，例えば

## 表Ⅱ-4　セルフケアのチェックリスト

□**食事**：回数，量，内容，食事時間
□**睡眠**：睡眠時間，就寝・起床時刻，睡眠に関する生活習慣
□**入浴**：入浴時間，湯の温度，シャワー・湯舟，洗浄剤，洗浄の仕方
□**運動**：運動習慣，運動時間，運動の強度，運動の頻度
□**薬物療法**：外用薬の塗布回数，塗布の仕方，保湿，スキンケア
□**通院**：定期的
□**痒み対策**：クーリング
□**ストレス対策**：ストレス発散，休息，ストレス対処行動，60点主義
□**掻破行動**：スクラッチ日記，代替行動

外用療法やスキンケアが適切に実行できているかどうかが鍵になります．痒み対策のクーリングも忘れられていることがありますので，チェックリストに入れておきます．

ストレス対策として，ストレス発散や休息が行われているか，ストレス対処行動はどうか，60点主義（すべてやろうとしない，投げ出さない）が実践できているか，さらに掻破行動への対策として，スクラッチ日記や代替行動が実行できているかなどがチェックリストに含まれますが，これは疾患によって，また個々の患者によって，独自のリストを作ればよいと思います．

経過中，患者自身がどうして悪化したのかわからないというようなときに，セルフケアのチェックリストで確認していくと，うまくいっていない項目が連鎖してセルフケアが乱れていることが判明します．そのときに，患者が取り組みやすい項目（就寝時刻を2時間早めるなど）を1つ選んで実行してもらうと，ほかの項目も再び連鎖してセルフケアを達成する方向に変化していくことをしばしば経験します．

また，日ごろからセルフケアがよく実践できている患者は，悪化したときに自らセルフケアを振り返ることができ，「今回は仕事の負荷が増えて，睡眠が足りなかった．食事も不規則で偏っていた」などと報告してくれます．さらに，「外用を多めにして，就寝時刻を早くしたら，落ち着いてきました」のように，対応策も立てて解決していかれるので，皮膚の状態をよくコントロールすることができます．

また，睡眠は特に大切であると考えているのですが，就寝時刻が遅いとか，寝床でスマートフォンの動画などをだらだらと見るなど睡眠に関する生活習慣の乱れている患者を多く経験します．また，睡眠について患者に話を聴いていくと，「何時に寝ればいいんですか」とか，「何時間寝ればいいんですか」のように聞かれることも少なくなく，睡眠に関する基本となる生活習慣が確立していないことがわかります．基準がないと話が進められないので，著者は10時に寝て5時に起きるのを基準として説明し，個々

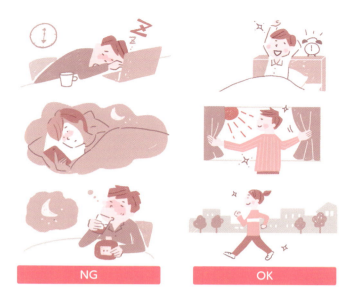

人に適度な睡眠があるので，睡眠休養感が得られるように調整するように指導しています．

睡眠について皮膚科診療の場で簡単にできる指導のポイントを以下にまとめました．
①起床時刻は一定にする
②起床したら日光を浴びる（窓越しでよい）
③適度な運動の習慣をつける
④昼寝はしない
⑤睡眠環境を整える（暗くて静か，気持ちのよい寝具など）
⑥寝る前のパソコンやテレビ，寝床でのスマートフォンを避ける
⑦寝る前のアルコールやカフェインは避ける

以下の囲み記事も参考にしてください．

睡眠時間の話
### 睡眠はとても大切

厚生労働省のホームページ（https://www.mhlw.go.jp/content/001305530.pdf）の「健康づくりのための睡眠ガイド2023」を見ると，睡眠で休養がとれている人の割合は，おおよそ8割程度で，世代ごとに差があり，20歳以上の成人世代では7割程度と低くなっています．睡眠で休養がとれている感覚は睡眠休養感といって，これがよい睡眠がとれているかどうかの指標として重要視されています．睡眠休養感は，将来の健康状態に関わることも明かにされています．

睡眠時間については，成人においておおよそ6〜8時間が適正睡眠時間と考えられています．個人差，年齢や日中の活動量による補正を考慮すると，20〜59歳の成人世代では，長めの睡眠時間（〜10時間），高齢者世代では短めの睡眠時間（5時間〜）でもよいとのことです．
　皮膚科の診療をしていると，特に若年層では睡眠に関する生活習慣が乱れている人を多く経験します．何とかしてよりよい睡眠がとれるように生活指導をしたいところですが，診療の現場からは，「生活指導が大切なことはわかるが，睡眠に関して具体的にどんな指導をしたらよいかわからない」，「生活指導に十分な時間が取れない」というような声を聞きます．そんな場合の提案として，本文を参考に，1項目だけでも提案してみるとよいのではないかと思います．
　例えば，にきびの患者さんには，「薬と思って，1時間多く睡眠をとってみて」のように指導します．本人も驚くくらい，薬物療法の効果が上がることを経験します．

## セルフケア行動に影響するもの

　セルフケア行動は，薬物療法のアドヒアランスや生活習慣，通院なども含め広範囲に及びます．これらのセルフケア行動に影響する因子として，患者の環境要因，心理的要因，医師患者関係などがあります．
　環境要因とは，例えば医療機関への通院が容易かどうか，家族や周囲の人の協力が得られるか，といったことが該当します．
　心理的要因の主なものに，ヘルスビリーフとセルフエフィカシーがあります．ヘルスビリーフとは治療への信念であり，行っている治療がよい結果をもたらすという認識を指します．セルフエフィカシーは自己効力感ともいい，ある治療行動を自分にもできる，実践できると認識することです．患者のもつ感情が，「できない」，「だめだ」，「なぜ自分だけが」のようなネガティブなものであると，セルフケアは達成しにくくなるのに対し，小さな目標を1つずつ達成していくことの「満足感」や「楽しい」というポジティブな感情がもてるとセルフケアの達成は容易になります．セルフケア行動の実践をサポートして行くためには，患者をいかにエンパワーメントして，ヘルスビリーフやセルフエフィカシーを高めていくかが重要です．

## ステージモデルで行動変化を達成しよう

　セルフケアの達成の過程として行動変化のステージモデルが想定できます．治療行動の変化の過程は，①行動変化は必要ない，②行動変化を考える，③行動変化が始

まる，④行動変化が続くの4つの行動変化ステージからなります．

　掻破行動の修正を例にとって行動変化ステージに当てはめてみましょう．まずは正しい情報を提供することが必要です．患者は行動修正の必要性に気づいていませんので（ステージ①），掻破行動について説明します．スクラッチ日記をつけることや，掻破に気づいたら手を組むなどの代替行動をとることを勧めると，患者は行動修正について考え（ステージ②），実際に日記をつけるなど，行動変化が始まります（ステージ③）．掻破行動が減少し，皮疹の軽快が得られると行動変化の効果が明確になるので，患者は治療行動に自信をもてるようになります（ステージ④）．行動変化を患者とともに確認し，望ましい行動変化が続くように支持的に対応していきます．このステージモデルは掻破行動以外にも睡眠習慣の改善などにも応用できます．

## セルフエフィカシー ── 自己効力感を高めるエンパワーメント

### 結果よりもプロセス重視

　仕事や勉強，解決すべき問題など，日常生活には課題がたくさんあります．誰でもよい結果を望みたくなりますが，大切なのは結果よりもそこへ向かうプロセスであると思います．そこに向けて努力したことや工夫したこと，ほかの人と協力したこと，つまずいたことなど，その過程からは多くのことを学ぶことができます．仮に結果が思わしくなくても，それまでのプロセスで経験したことが貴重なのです．

　「うまくいかなかった」とネガティブになりやすい患者には，「結果はそうかもしれないけれど，準備の過程でいろいろ経験したことが，次に役立つのではないですか？」のように，視点を変えてみることを促してみます．

### 経験のファイルを増やす

　外用療法を例にとると，その難しい点の1つは，患者がいかに適切に実行できるか，またそれを継続できるかという問題です．まさに患者のセルフケアの達成度が，外用療法の成否を握るといってもいいかもしれません．

　患者にはなるべく自立して治療の主体になってほしいので，例えばアトピー性皮膚炎の場合，使用する外用薬の種類をなるべく最低限で済むようにして，複雑にならないようにしています．そして，例えば「A軟膏をこの程度の皮疹に何日間外用するとこうなる」というような経験をファイルとしてもっていてほしいことを伝えます．ファイルが増えていくと，患者は自分で上手に対応できるようになっていくので自信がつきますし，セルフケアの達成につながります．

45

**目標は激辛ラーメン**

## 辛いものはダメ？

　痒みに悩まされている患者さんたちの中には，刺激物はいけないと言われて，食べたいけれど，ずっと我慢している人もいます．症状が安定してくると，「そろそろ食べてもいいですか？」と聞かれることがあります．そんなときは辛さの度合いの低いものから，少しずつ，間隔をあけて食べてみるようにお話し，必ず報告してもらいます．やってみないとどこまでいけるかわからないからです．

　例えばこんな風です．

　「レトルトカレーを食べたが，何ともなかった．1週間後に○○屋のカレーを食べに行ったが，それも何ともなかった」

　「それはよかったですね」

　「でも，そのまた1週間後に自分で麻婆豆腐を作って食べたら，痒みが出ました」

　「なるほど．その辺が今のところギリギリかな？」

　「それで，薬を塗って冷やして，3日でよくなりましたけどね．1年間食べてなかったので，麻婆豆腐が食べたかったんですよ」

　「麻婆豆腐なら痒くなっても3日位でよくなることがわかったから，それはそれで経験ですね」

　食べたいものを食べられるのは喜びですよね．調子がよければ，たまの麻婆豆腐もありだと思います．その後に痒みがでたとしても，これまで習得してきた薬物療法やクーリングなどのセルフケア行動を手厚くして，短期間にベースライン戻れるようなら，それでよいと思います．患者さん自身が経験のファイルを増やしていき，それを活かしていくことがセルフケアを達成し，維持していくために大切です．

##  ヘルスビリーフを高めるエンパワーメント

### 去年の今頃と比べる

　患者によっては，改善しているのに「よくなっているのかわからない」，「ここが治っていないからダメです」のように，治療がうまくいっていることを認識しにくいこともあります．そのようなときは，「去年の今頃はどうでしたか？」と聞いてみたり，カルテをさかのぼって確認してみたりすると，「ああ，そうだったんですね．そういえば去年はこんな程度ではなかった．よくなっているのですね」と，同じ季節なので容易に思い出すことができます．そこで，すかさずよくなった理由を尋ねると，「なんだろう，薬が合っていたのかな？」など自分の外の要因に注目しやすいので，自分自身の治療行動，つまりセルフケアが適切であったことが最大の要因なのだということを強調し，エンパワーメントします．

### 🌱 うまくいった体験を増やす

慢性疾患で経過が長くなると，何か新しい治療をしてみたがうまくいかなかったとか，思ったほどよくならなかったなど，いわば失敗体験を繰り返して，治療意欲が低下してしまった患者もいます．もうこれ以上，失敗体験をしたくないので，医療機関に受診しなくなり，悪化の一途をたどるケースもあると思います．

治療意欲を向上させるには，これまでの失敗体験を打ち消していくような，成功体験を積み重ねていくことが大切です．一部分が改善した，若干よくなったという程度でも，医療者が「よくなったところ探し」をして，患者とともに確認していくことで小さな成功体験となり，自己効力感を増すことになります．

 **階段に踊り場があるように**

セルフケアが軌道に乗り始めると，今度は次々と目標を立てようとする患者もいます．外用療法を習得し，掻破行動も減少して，皮疹が改善して生活に支障がない程度になると，今度は内服薬を減らせないか，外用回数を減らせないかなど，矢継ぎ早に課題を見つけて達成しようとしているように感じます．仕事の面でも，さまざまな課題や問題ごとを次々と解決していくような姿が想像されます．目標を立てるのは，治療に対する動機づけが高まっているのでよさそうにも見えますが，心と身体をおいて，頭が先へ行くような感じです(p.38参照)．

そんな患者には，皮疹が改善したらその状態を味わって，その快適さにしばし浸ってもらうよう勧めています．階段に踊り場があるように，坂道を登ってばかりでなく小休止して，来た道を振り返り，道程が正しいことを確認する作業が大切なのです．それによってセルフケアが定着し，確実なものになっていきます．

 **自分を大切にするセルフケア**

スキンケア1つを取ってみても，外用薬を自らの皮膚に丁寧に塗布することは，まさに自分をケアするセルフケアだと思います．患者の中には，単純塗布というよりは単純塗擦に近い塗り方をしている人もいます．「自分の皮膚なのだから，もっと丁寧に！」というと苦笑しています．自分の皮膚を大切にするスキンケアは，自分を大切にするセルフケアにつながるよい練習になります．

自分自身を大切に思って丁寧に暮らすことができれば，周囲の人々への気持ちも変化するのではないでしょうか．

**箸置きの役割はこんなところにも**

### 何回嚙みますか？

　食事中，箸で口の中に運んだ食べ物を何回嚙みますか？

　あわただしい生活では食事の時間もあまりゆっくり取れないかもしれません．問題ごとが立て込んで交感神経緊張状態であったり，忙しい家族との食事はあまり嚙まずに食べているという患者に，著者は最低30回嚙むように話すことがあります．

　ほかのことに気を取られず，目の前の食べ物を一口ずつ味わってよく嚙んで食べると満腹感が得られますし，咀嚼筋や顎の運動，唾液の分泌や消化にも役立ちます．できれば箸置きを用いて，一口ごとに箸を置くようにします．

　ある患者はこんな風に語りました．「よく嚙むようにしたところ，満腹感が得られて，30回嚙むごとに味がするし，気持ちがゆったりする．ミニトマトでも，何十回も嚙んでいると最後には皮もなくなるのがわかった．今までは，食後にゆっくりしようと思って，あわただしく食事をしていた．30回嚙むことで食後の時間が長くなったわけではないが，ゆっくりしている感じがある．子どもたちにもよく嚙むことがこんなに大事だということを教えてあげればよかったと思う」

　よく嚙むことで満腹感が得られ，食べすぎの防止にも役立つかもしれません．副交感神経を刺激する比較的簡単な方法ではないかと思います．

# メンタルケア科との連携

　皮膚疾患を心身医学的に診療していると，メンタルケア科(精神科・メンタルヘルス科)に受診したほうがよいのではないか，と思われる場面も出てきます．あらかじめメンタルケア科との連携体制ができていればよいのですが，なかなかそうもいきません．

　以下にメンタルケア科の受診を考慮する患者の状態と，患者がメンタルケア科を受診する際のポイントについて整理してみます．

 ## どんな場合にメンタルケア科受診を勧めるか

　著者の経験から，メンタルケア科の受診を要する患者の状態としては，発達障害の存在が疑われ，皮膚疾患の経過や社会生活に影響している場合(主に子ども)，睡眠障害の遷延する患者，不安が強く生活に支障が出ている場合，やる気が出なくて日常生活に支障が出ている場合，職場のストレスによる不適応などがあります．

とはいえ、皮膚科を受診している患者で、即刻メンタルケア科の受診が必要ということはまずないので、皮膚の治療を開始、継続しつつ、精神状態に注意して、少しずつ必要性を説明して受診を勧めるのがよいのではないでしょうか．抑うつが目立ち、希死念慮のある場合は特に注意して、早めに受診につなげるようにします．

また、広義の皮膚心身症(p.4, 表Ⅰ-1)のうち、精神疾患の症状が皮膚に発現したもの、すなわち神経症性擦傷、人工皮膚炎、抜毛症、皮膚寄生虫症妄想はメンタルケア科での治療が必要です．ただし、子どもの抜毛症は大人と比較して予後がよいとされ、心因性に抜毛行為を生じているようなケースでは皮膚科での対応が可能であると考えています．

皮膚心身症では皮膚症状が改善すると、不安や抑うつなどの精神症状が明瞭になってくる例もあります．ストレスに対し問題解決的に対応できず、皮膚症状を生じていた心身症としての病態が、皮膚症状の改善に伴ってそのルートがなくなり、ストレスを正面から受け止めることになるので、患者はある意味大変な心の作業に取り組むことになります．皮膚科はいわばほとんど卒業して、メンタルケア科や心理カウンセリングでのサポートに期待する段階です(p.51参照)．

##  受診を勧める際のポイント

メンタルケア科への受診が望ましいと判断した場合、患者にはその必要性を説明します．抵抗感を示す患者もいまだに少なくないので、配慮が必要なところです．

例えば、「皮膚科だけで治療しているより、メンタルケア科にもかかってもらって、両方で治療していくとよくなる人が何人もいますよ」と、自験例の経験をもとに説明すると理解が得られやすくなります．

あるいは、不安や抑うつの症状のために日常生活に支障を生じているとか、睡眠障害が長引いているといった問題点をあげて、その点をよくするために受診を勧めているのだということを説明します．

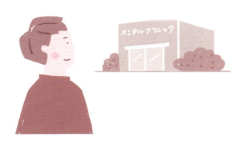

メンタルケア科を受診する目的が不明確なまま受診につなげると，受診先で「皮膚科の先生に言われたので来ました」というようなことになりかねず，メンタルケア科としても対応に困ることになり，うまくいきません．さらに患者にとって，一種の失敗体験になる可能性もあります．当然のことながら，患者自身の受診動機が大切なのです．
　そのような状況を避けるために，著者はメンタルケア科受診を勧める際に，ある程度助言した上で，受診先を自分で調べて探してもらうようにしています．メンタルケア科の専門領域も関係しますので，例えば，女性のうつに対応しているところとか，職場の問題を取り扱っているところなどの手がかりを伝えて，医療機関のホームページの情報などから，患者に見つけてもらうようにします．これは，受診の動機づけになりますし，あらかじめ調べてもらっておくことで，いよいよ必要となったときに円滑に進みます．

## メンタルケア科を受診したら

　何より，専門家とつながったということで，皮膚科の主治医としても安堵感があります．
　一方，いったん通院し始めても担当医と合わない，自分には必要ないなどの理由でメンタルケア科の通院をやめたいという患者も出てきます．そんなときは，通院を継続できるようエンパワーメントします．心の作業を行っていくことは，しんどいことなのでやめたくなるかもしれないけれども，そこが大事なところなのだということを説明します．そして，患者が予約したメンタルケア科の診察日に，必ず受診するように伝えます．
　併診で長く通院している患者では，例えばうつ病の状態が悪化しているときには外用療法やスキンケアが十分行えず，皮膚症状も通常悪化します．そのような場合に，いつも通りのスキンケアを期待しても挫折感につながるだけなので，「今は最低限できるところだけでいいですよ．できなければ，メンタルの状態がよくなってから，多めに塗れば間に合いますよ」のようにサポートして，できないからダメだという体験にならないように配慮します．
　逆に皮膚症状がよくなる傾向を示す患者もあります．これは患者の中で，皮膚の問題の優先順位が下がっていて，いわばどうでもよい状態になると，搔破行動が減ることや過剰な洗浄が避けられて改善することなどが推察されます．皮膚科の診療で，皮膚の状態がよくなったという際には，メンタル面もよくなっているのか，メンタル面は悪化しているのかに留意します．

**ストレス対処のバージョンアップ**

## 心身症を克服するとかえってしんどい？

　心身症は身体疾患があって，発症と経過に心理社会的因子が密接に関与し，器質的ないし機能性障害が認められる疾患を指します．ストレス反応という面からみると，ストレスに対して身体反応や不適切な行動反応を生じて，症状が悪化します（p.5，p.29参照）．

　心身症に対する心身医学的アプローチとして，例えばアトピー性皮膚炎の場合，不適切な行動反応としての搔破行動を修正していくと同時に，ストレス対処スキルを上げていく工夫をします．特に，かくあるべしの捉え方（p.11参照）に対して，視点を変える，よいところ探しをするなど，より柔軟な対処を目指してサポートしていきます．

　多くの患者はこのような過程を経て，ストレスがかかっても搔破行動や身体症状を生じにくくなり，ストレスとなる事柄に対して，より問題解決的に対応できるようになっていきます．いわば，ストレス対処のスキルが十分にバージョンアップしたといえます．

　しかし，一部の患者では，ストレス状態でも搔破行動が増えたり，皮膚症状が悪化したりはしないけれど，問題ごとに直面してしんどいという場合があります．身体症状とストレスが連動せず，解離した状態です．

　このような患者は，皮膚心身症を克服して，問題ごとを受け止めるところまできたけれども，どうもうまく対応できないという状況に置かれているように見えます．こうなる要因としては，もともとの本人の精神健康度やリソース，ストレスを生む環境の側の要因などが関係していると考えられます．これもバージョンアップしているからこその局面で，患者はしんどい思いをしていても，元の皮膚心身症には戻りたくないと言います．見方によっては，皮膚症状や搔破行動から，気分の落ち込みや自律神経症状などに症候移動しているとも捉えられます．

　本人の様子により，特にストレスごとが就業に関する問題などの場合には，積極的にメンタルケア科の受診を勧めます．患者はそこで新たな段階として，心的作業に取り組んでいくことになります．

### 文献

1) 日本心療内科学会治療的自己評価基準作成委員会（訳）：人間主義的（人間性）心理学から見た治療的自己―，治療的自己―治療を効果的に進めるための医療者の心得．p.82-96, アドスリー, 2013.
2) 片岡仁美：共感と医療について（エンパシースケールを中心に）．日内会誌, 101：2103-2107, 2012.
3) 伴信太郎：基本的臨床能力としての医療面接法再考．日内会誌, 103：729-733, 2014.
4) 檜垣祐子：皮膚科診療でできる傾聴．心身医, 64：120-124, 2024.
5) A.W. シェフ著, 斎藤学監訳：ホログラムとしての嗜癖システム, コントロールの幻想．嗜癖する社会．p.56-71, 誠信書房, 1993.
6) Sondermann W, et al：Psychological burden of psoriatic patients in a German university hospital dermatology department. J Dermatol, 48：794-806, 2021.
7) Mar K, et al：The mind body connection in dermatologic conditions：A literature review. J Cutan Med Surg, 27：628-640, 2023.
8) Masiak-Galaska M, et al：Palmoplantar pustulosis：Recent advances in etiopathogenesis and emerging treatments. Am J Clin Dermatol, 21, 355-370, 2020.

9) 岩井　寛：森田療法. 講談社, 1986.
10) 平井愼二, ほか：条件反射制御法入門—動物脳をリセットし, 嗜癖・問題行動を断つ！—星和書店, 2015.
11) 平木典子：よくわかるアサーション 自分の気持ちの伝え方. 主婦の友社, 2012.
12) 平木典子：アサーションの心 自分も相手も大切にするコミュニケーション. 朝日新聞出版, 2015.

# Chapter III 子どもの心と皮膚

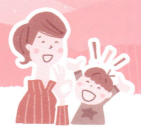

## 子どもの発達段階の特徴

　子どもの発達段階には，乳幼児期，学童期，思春期でそれぞれその特徴があります．その特徴を理解しておくと，子どもの皮膚心身症にも対応しやすくなると思います[1, 2]．ここではよく知られているエリクソンの説いた社会的発達理論を参考にしながら，各々の時期の特徴についてまとめてみました．

 ### 乳幼児期：基本的信頼感の確立

　子どもは乳児期に身近な人，特に母親から無条件の愛情を注がれることで，母親に対する安心感や信頼感が備えられ，人は基本的に信頼できるという基本的信頼感が形成されます．

　幼児期の子どもは，母親にあるがままに受容されるという経験を通して，自分の存在に自信をもつことができ，また，子ども同士の遊びなどを通して自分を表現し，友達など他者を思いやる気持ちが育まれるようになります[3]．

　エリクソンの理論ではこの乳幼児期の発達課題は，その後のすべての発達段階の基盤となるため，繰り返し課題として生じ，再構築されていきます．

 ### 学童期：社会的関係の拡大と勤勉性

　学童期の子どもが向き合う心の発達課題は，勤勉性で特徴づけられます．この時期の子どもは学校で集団生活を体験しながらさまざまなことを学習し，能力を身に着け

ていきます．その中で子どもは学びたい，知りたいという好奇心や欲求をもつようになります．また，社会的関係の範囲が大きく広がり，学校の友達や先生，地域の大人などとの関係が生まれます．

　友達と協力して作業を成し遂げるとか，失敗を乗り越えて問題を解決していくといった経験が生産性や勤勉性の感覚を育て，自分の中に有能感を生み出します．その中で，自分の得意なところや苦手なところ，ほかの子どもと比べて勉強や運動がどのくらいできるのかなど，自分自身を評価していくようになります．励ましあったり共感したりという仲間との関係や，苦手なことにも取り組んで克服していくという経験は，自己肯定感や自信につながっていきます．

　この時期は自立にむけて親離れが進むことと相まって，親との関係よりも学校の友達との関係がより重要な意味をもつようになるので，学校での評価や仲間からの評価に大きく影響されます．

### 思春期：自立の欲求とそれに伴う不安

　思春期は心身両面の成長と成熟が始まり，自我同一性（アイデンティティ）を確立する時期です．また，性の発達によるとまどいや不安を生じやすいのも思春期の特徴です．身体的発育は一応完成するものの，心理面では自我同一性の確立のため模索しているという，心身のバランスを欠いた時期といえます[4]．

　1人前に扱われたい独立への欲求と甘えたい依存への欲求が心の中で葛藤し，思春期の子どもは不安になりやすいといえます．また外見の問題に敏感で，傷つきやすい時期でもあります．親よりも共感しやすく，興味や関心の対象が似た同世代の友人との関係が強まっていきます．

## 子どもの発達段階に応じた対応

### 乳幼児期：母親をねぎらい安心してもらう

　子どもの皮膚疾患がアトピー性皮膚炎のように慢性に経過する炎症性疾患の場合，多くの場合は母親が治療の担い手となります．手のかかる子どもにさらに皮膚疾患を抱えることで，母親の負担は大きくなることを理解しなくてはなりません．

母親が一生懸命やりすぎて疲れ，無力感に捉われている場合は，これをねぎらい，孤立しないように身近に相談できる人を見つけてもらうようにします．思うようにいかずにイライラしてしまうという場合は，気持ちを静め，肩の力がいったん抜けるように，深呼吸などを勧めます．

　そして，母親が自分の好きなことをする時間や，大人同士で過ごす言語によるコミュニケーションの時間も大切であることも伝えます．子どもを置いて，という後ろめたさを感じることなく，自分の時間を作れるようにするためです．母親の気持ちが安定していることが，何より子どもの安心感につながります．

　母親の苛立ちや不安，「かくあるべし」という教条主義的な態度は，子どもにも日々の不安や緊張を引き起こします．不安はさまざまな恐怖症や強迫的な症状に結びつき，抜毛症や咬爪症（爪噛み）のような問題として現れることもあります[3]．まずは母親の不安をやわらげることです．母親が安心することで，子どもとのスキンシップを増やしたり，子どもに安心感を与える言葉をかけたりすることに結びつきます．子どもの生き甲斐ともいえる楽しいことを大切にして，皮膚の問題に捉われすぎないような状態を作れるように指導することが大切です[5]．子どもに安心感を与える言葉とは，「あなたが大切」，「あなたが大事」というような言葉で，子どもの自己肯定感を高めることにつながります．

　皮膚の状態が安定せず，母子で皮膚の問題に振り回されているうちに，そのことが主なコミュニケーションの手段になってしまうことがあります．アトピー性皮膚炎などは悪化時には子どもの治療に集中していても，症状が安定するとおのずと親の関心が薄れるのを子どもは敏感に感じ取り，関心を引くための掻破行動など，行動の問題が起きることも少なくありません．そこで，皮膚の問題以外のことで子どもとコミュニケーションする練習を勧めます．例えば，子どもの作ったものや得意なところを，「上手だね，よくできたね」など，母親に褒めてもらうのが効果的です．

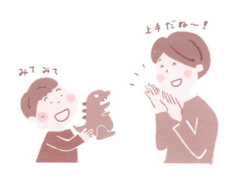

この時期の子どもは知識欲も旺盛になり,「なんで？」,「どうして？」と聞くことが多くなりますが,親が子どもと一緒に考えることが子どもにとっては喜びになります.親が子どもに,「どうしてだと思う？」と逆に質問して,子どもが自分で考えた答えを,「すごいね,よくわかったね」と褒めると,子どもは自分の存在に自信をもつことにつながり,自己肯定感を高めることができます.乳幼児期の発達課題である基本的信頼感を十分形成するよう,「そのままで大丈夫」,「失敗してもOK」という安心感がいつもあることが大切です.

##  学童期：子どもの勤勉性に働きかける

　学童期の子どもを診察する場合,何より医療者が子ども本人を相手にしているという態度で接することが大切です.初めての受診では,子どもは不慣れな場で不安を感じたり緊張したりするので,子どもが安心できるように,興味がありそうなことをいくつか聞いてみます.質問は閉鎖型(例：「運動は好き？」)や焦点を絞った質問(例：「何年生？」,「何か運動はしている？」)にすると子どもも答えやすく,その後の問診もスムーズに進みます(p.21参照).

　皮膚の問題があって受診しているわけですが,問診の際は病歴を聞きつつも,そのことが子どもの自己肯定感を下げてしまわないように配慮します.

　疾患の説明や治療の仕方などを親に説明するとともに,大事な点は子どもにも理解できるように説明し,子どもに何かしらの役割をもたせます.学童期の子どもの勤勉性に働きかけて,治療の主役になってもらいたいからです.

　再診時にも,「どうなったかな？」,「みせてもらえるかな？」とまず,子どもに問いかけるようにします.よくなっているところを見つけて,「ここがよくなっているね」,「お薬が上手に塗れたね」のように褒めることで,学童期の子どもが自信をもてるようにサポートします.

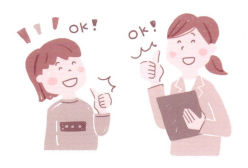

何事においても，子どもは褒められたり励ましたりすることで嬉しくなり，さらにやる気を出してくれますし，苦手なことや億劫なことも自分からやってみよう，取り組んでみようという気持ちになります．難しい課題に挑戦したときも，周囲の大人や友達から褒められたり，肯定的に受け止められたり，評価されたりすることが子どものやる気を支え，自信を深めることにつながります．

　皮膚の問題があっても，肯定的に受け入れられ，安心していられることが大切ですし，また，その治療への関わりの中で，自分の役割をこなし，評価されることが自己肯定感を増すことに役立ちます．

　一方，塾や沢山の習い事などの負荷は，失敗することへの不安，思い通りにならないというストレス状態を招きかねません．思い切って日課を減らすような環境調整がとても大事です．また，アトピー性皮膚炎などで学業の負荷が症状の悪化に関与して難治となるような場合は，背景に発達障害など発達特性の問題が関わっている場合もあるため，注意が必要です[3]．

　生活指導においては，学校での行事や運動，夏のプールなどにはなるべくほかの子どもと同じように参加できるようにします．ただし，思春期に近い小学校高学年の子どもは，皮疹による外見の変化に敏感で傷つきやすいことに配慮します．

## 思春期：1人前の人として接する

　思春期の子どもは，「1人の人間としてまともに扱われたい」と思うものの，自分が全うであるという自信がないので，不安になりやすい状態にあります．また，やる気はあるがどうしてよいかわからない，という状況も不安を招く結果，頑固な態度をとることもあります．そのような思春期の患者の診察に当たっては，1人の人間として対等に接することが基本になります．

　大抵の場合，親（母親）に伴われて来院しますが，診察室では本人は黙り母親ばかりが話していたり，本人に質問しても横から母親が答えたり，ということがよくあります．ここは少し辛抱して，母親の話を聞きます．「心配ですよね」，「なかなかよくならなくて大変でしたね」など母親をねぎらい，ほっとしてもらうことによって，その後の診療が円滑になり，治療の説明もよく聞いてくれることを経験します．それから患者本人に，今困っている症状や学校のことなどを尋ね，治療者が相手にしているのは患者本人であるというメッセージを伝えます．

　大切なことは母親の心情に配慮しつつ，患者と母親に思春期の子ども本人を相手に

しているのだ，ということを理解してもらうことです．治療の主体は本人，母親には
それを見守る役割を担ってもらうことにします．

　思春期の子どもには，「〇〇しなさい」と指示をするより，なぜそうなのかを合理的
に説明して，本人の意欲や向上心を信頼し，『あなたはそれで大丈夫』という保証を与
え，支持的に対応することが大切です（指示より支持）．

　あまり遠方でなければ，再診時には1人で受診するように提案します．1人前扱いし
ていることを示すことと，1人であれば親に気兼ねすることなく学校生活や親のことな
どを話しやすいからです．生活ぶりを聞いておくと，悪化したときのストレス因子を想
定するのにも参考になります．また，本人にとっては話しやすい題材なので，自分の
体験や気持ちを言葉で表現するよいコミュニケーションの練習になります．進路の相
談などをもちかけられた場合は，信頼できる大人と認識されていればこその相談なの
で，なるべく受け止め，本人がじっくり考えて決断する重要な局面であることや，い
ろいろな意見を聞いて最後は自分の考えで決めるのがよいと思うことなどを伝えます．

　外見の問題はボディイメージ（p.69参照）に関わる重要な点です．皮膚疾患によって
外見の変化を生じると皮膚のボディイメージは低下しますが，男性よりも女性のほう
がより低下しやすいと考えられます[6]．特に思春期の子どもは外見の変化に敏感で，
傷つきやすいため配慮が必要です．学校生活では顔面のみならず，四肢などの部位も
周囲の視線にさらされることがあり，外見の問題は時に深刻です．軽微な皮膚の変化
も気にすることがあり，自分に自信がないだけに周囲の誰かに指摘されるのではない
かと心配したり，落ち込んだりしやすくなります．気にしすぎとして片づけることな
く，本人の心情に共感を示しつつ，「周りの人は気がつかないくらいよ」，「大丈夫，
自分にしかわからない程度」のように皮膚の専門家として保証します．

## 子どものストレスとその対策

　子どものストレスとしては，子ども自身の問題，家庭内の問題，学校や幼稚園・保
育所での社会生活上の問題があります[7]．問診の際はこれらのストレス因子を念頭に
置いて話を聞いていくとよいと思います．

　具体的には，子ども自身の問題として，慢性疾患などの身体疾患や疲労，外見の問
題などのほか，発達障害のある場合などがあります[7]．家庭内では親子関係や家族の
病気，両親の不和，離婚，家族間の人間関係，親の過干渉のような不適切なしつけ，

虐待などが問題となります．社会生活上は，学校や幼稚園・保育所での問題として，いじめや教師との人間関係，学業成績，進学問題，転校，塾や習い事の負担などがあげられます[8]．

特に子どもの心身症や神経症は，患児と親，両親の関係など家族関係のひずみを背負って生じているともいわれるように，子ども1人の問題ではなく，子どもの置かれている家族の関係性の中で生じているという理解が必要です[9]．

また，ストレス状態に置かれている子どもは，皮膚の問題以外にも不定愁訴などの身体症状や不登校の問題などを抱えていることもあるので，その他の身体症状や学校生活の状況にも注意を要します．

ストレスに対する対策としては，まずできる範囲で環境調整を図ります．塾や習い事で1週間が埋まって，息つく間もない子どももいるので，習い事を減らすといった工夫をします[8]．当然のことながら，問題の内容によっては，より専門的な医療機関や行政の窓口につなぐ必要も生じてきます．

本人のストレス対処能力を高めることも大切で，そのためには十分な睡眠，適切な食事（内容，時間）がとれるように生活習慣を改善し，母親には子どもをあるがまま受け止めることの大切さを話し，子どもの自主性・自尊心を育てるよう支援します[8, 10]．

さらに，子どもの苦手を克服させようとするよりも，得意なことや好きなことに目を向け，そこを伸ばしていくようにします．学童期の子どもに折り紙や工作など，作品をもってきてくれるように話すと，たいてい次回の診察時に持参してくれます．「細かい作業がよくできたね」，「きれいな色で作ったんだね」などと褒めると，子どもは嬉しそうにします．皮膚の問題が改善するのみならず，子どもの生き生きとした様子は母親に安心感をもたらし，親子関係の改善を助けます[8, 10]．

## 子どもの皮膚心身症

言語化することが未熟な子どもでは，ストレス状態が身体症状（皮膚症状）や行動に現れやすいと考えられます．子どもの皮膚疾患の中で，皮膚心身症として発症あるいは経過することがあるものとしては，アトピー性皮膚炎や慢性特発性蕁麻疹，円形脱毛症などが代表的です．

また，心因性の皮膚疾患で子どもにも見られるものは，コリン性蕁麻疹や心因性の皮膚瘙痒症，緊張による局所性多汗症などがあげられます[11]．抜毛症や咬爪症のように，

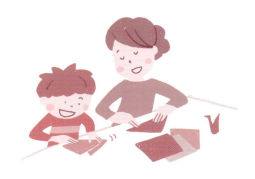

その強迫性が重視される身体集中反復行動と呼ばれる疾患群もあります．

　行動の問題が関与する疾患としては，アトピー性皮膚炎における搔破行動や抜毛症における抜毛行為があり，行動の修正が治療上重要です．

　疾患ごとの対応はChapter Ⅴ（p.73参照）で解説します．

## 親をサポートすることが大切

　乳幼児期の子どもの場合に，親への対応が中心になることは述べましたが，学童期以降であっても，親への支持的な対応は医療者との信頼関係を増し，子どもが安心して治療を継続することに役立ちます．

　アトピー性皮膚炎などの皮膚心身症を抱える子どもの母親は，子育ての苦労に加え，治療の担い手として，心身ともに負担を抱えています．まして子どもはなかなか親の言うことも聞かないので，思うに任せず苛立つことも少なくありません．母親の緊張を解き，力を抜いて親子で治療に当たることができるように指導します．

　乳幼児期の発達課題である基本的信頼感の形成は，その後の人生においても繰り返し構築され直していくとされています．それには緊張を強いられることなく，安心できる状況にあること，「そのままで大丈夫，あなたが大事」と受け入れられている感覚が重要です．親の不安を軽減し，実行可能な治療法を提案し，サポートしていくことです．親がこの治療がよい結果をもたらすという認識（治療への信念，つまりヘルスビリーフ p.44参照）をもって取り組んでいかれるようにすることが大切です．

　親が信念をもって治療を実践すること，この薬を塗ればいい，今やっていることが正しいという信念に包まれて治療していけば子どもは安心するので，よい循環が生まれます．小さな子どもは自分で治療を選べないので，外用療法など薬物療法については親によく説明し，疑問点はどんどん尋ねてもらうように伝えます．

親がストレス状態にあってはなかなか治療がうまく行かないので，親のストレスを軽減する方法を時には勧めてみるのもよいと思います．例えばChapter Ⅱで解説した，ストレス解消法や対処法が役立ちます．親の年代からすると，家族の問題がストレス因子としては多いので，家族間のやりとりの方法として，アサーション（p.13，40参照）を応用するのも効果的です．

　特にYouメッセージよりIメッセージは，大人同士だけでなく，親から子どもに対しても応用できます．「片づけなさい！」のような，○○しなさい，というYouメッセージは相手の反発を招きやすく，こちらの期待通りの反応が見られないことが多いので，言ったほうがイライラするだけで結局は片づかず，問題を解決しにくくなります．それよりも，「（あなたが）早く寝てくれると，お母さん（私）は明日の準備ができるから助かるんだけど」のように，相手の行動により自分がどうなるか，どう感じるかを伝えるIメッセージが効果的です．すぐに期待する反応は得られないかもしれませんが，あきらめずにいろいろな場面でIメッセージを使ってみると，いつの間にか相手の行動に変化が現れることが多く，イライラ防止に役立ちます．


文献
1) 檜垣祐子：子どもの心の問題と皮膚，子どものスキンケア・ヘアケア・フットケア．p.26-32，学研メディカル秀潤社，2022．
2) 檜垣祐子：不定愁訴の鑑別診断─器質的疾患を見逃さないために─かゆみと皮膚心身症．小児内科，53：842-845，2021．
3) 細谷律子：外来で見る子どもの皮膚疾患診療のポイント─皮膚科と精神科疾患．MB Derma，157：109-114，2009．
4) 檜垣祐子：思春期のアトピー性皮膚炎：心身医学的アプローチ．思春期学，29：123-127，2011．
5) 細谷律子：母親を明るい気持ちにさせる接し方．皮膚アレルギーフロンティア，3：235-239，2005．
6) Higaki Y, et al：Japanese version of cutaneous body image scale：translation and validation．J Dermatol，36：477-484，2009．
7) 石谷暢男：不定愁訴─漠然とした訴えにどう応えるか─園・学校との連携．小児内科，53：751-760，2021．
8) 細谷律子：学童期・思春期の心のケア：皮膚科の臨床に役立つ内容．日臨皮会誌，32：12-16，2015．
9) 岩崎徹也：子どもの皮膚．日小皮会誌，21：103，2002．
10) 細谷律子：子どものQOLを高めるために．日皮会誌，123：3019-3022，2013．
11) 羽白　誠：子どもの皮膚と心身医学．日小皮会誌，34：65-66，2015．

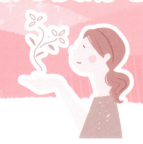

# Chapter IV 女性医療と皮膚心身医学

## 性差医療と女性外来

　性差医療(gender and sex specific medicine)は，1990年代からアメリカを中心に広がってきた，比較的新しい医学・医療で，性差を考慮して適切な診断および治療を進めていこうというものです．2000年代に入り，わが国でも性差に配慮した医学・医療の実践の場として，各地に女性外来が誕生し，性差医療の中の女性医療の普及に貢献しました[1]．女性外来の診療科は，受診者のニーズに応じて内科，婦人科，精神科が中心となることが多いのですが，いわゆるマイナー科の中では，皮膚科は最もそのニーズが高いといってもよいと思います．

## 女性皮膚科外来 ── 受診患者の傾向

　著者は大学に付属する医療施設において，10年あまり女性皮膚科外来を担当し実践した経験から，以下のような特徴があると考えています[2, 3]．
1. 女性外来の受診者は一般に40〜50代の更年期に相当する年齢層が多い．
2. 女性皮膚科外来の診療では湿疹・皮膚炎群，尋常性痤瘡などの日常的疾患に重きを置く必要があり，化粧やスキンケアの問題への対応も欠かせない．
3. 身体の部位別にみると，頭頸部(頭髪を含む)，特に顔面と外陰部の皮膚トラブルが目立つ．
4. しばしば心理社会的要因(ストレス)による増悪が明白で，皮膚心身症と捉えられる症例が少なくないため，女性の身体的・心理社会的背景に配慮したバイオサイコソーシャルな皮膚科診療が効果的である．
5. 女性の加齢変化への関心は高く，容貌，外見の問題は心理状態やQOLに関係

する．的確な診断のもと，理にかなった美容医療を提供していくことも，女性皮膚科学の使命の1つである．

## 日常的に経験する皮膚疾患をバイオサイコソーシャルに診る

著者の前任施設での皮膚科受診患者の年代で最も多いのは20～30代でしたが，もう1つ40～50代の更年期世代にも年齢分布の山がありました[2,3]．ほかの施設の状況からも，更年期世代の受診が多いのが女性外来の特徴です．

多くみられる皮膚疾患は湿疹・皮膚炎群で，約3割を占めます[2,3]．次いで尋常性痤瘡など毛包・脂腺系の疾患群が2割弱と，日常的に経験する皮膚疾患が中心で，一般の皮膚科外来とあまり変わりません．一般の皮膚科外来を受診した更年期の世代の女性に多くみられる皮膚疾患としては，湿疹・皮膚炎群，蕁麻疹などであったとの報告もあります[4]．

そこで，自験例を心身医学的視点でみると，その24％が皮膚心身症として経過していることがわかりました[3]．女性は月経周期や妊娠，出産，更年期と女性ホルモンの変動に伴って，日ごろから身体の変化を経験しているために，身体症状により敏感であることが，心身症に結びつきやすくなるとの指摘もあります[5]．このことは日常的な皮膚疾患の診療において，心身医学的アプローチを組み合わせることで，より効果的に治療できる場合が少なくないといえるでしょう．

## 女性ホルモンの変動と皮膚の老化

皮膚の老化には光老化が重要であるのは言うまでもありませんが，女性ホルモン，特にエストロゲンの変動も大きく影響します[6]．エストロゲンは膠原線維の増加，皮脂分泌亢進，水分保持能，角層バリア機能改善などの作用をもつことで，皮膚の厚みを増しシワを改善したり，シワを生じにくくするなど，加齢変化を予防する効果があることがわかっています[7,8]．そのため，更年期のエストロゲン分泌減少は，乾燥皮膚，皮膚の萎縮，皮膚の強度や弾力性の低下，腋毛・恥毛の減少，硬毛から軟毛への変化をもたらします[7,9]．

## 更年期の自律神経失調症と皮膚

エストロゲン分泌低下は加齢変化だけでなく，自律神経系の機能に影響して，多汗

やホットフラッシュなどの血管運動性症状をきたすため，更年期にみられる皮膚症状はこれらが複合的に現れます[6〜8]．

　乾燥皮膚の頻度は報告によりことなるものの，更年期女性の3分の1程度[9]，30〜70代の対象者の半数近く[10]に上ります．また，痒みは高齢女性の皮膚の悩みの筆頭にあげられ[7]，乾燥皮膚が関与すると考えられますが，閉経後の皮膚の加齢変化を予防するためのホルモン補充療法（HRT）については，いまだ検討の余地があるとされています[6]．現実的な対応としては，保湿剤を外用すること，皮膚の過度の洗浄を避けること，生活環境での加湿器の使用，こたつなどの暖房器具を過度に使用しないなどの指導を行います．

　多汗は更年期周辺の女性では半数程度，閉経後の女性では半数以上に認められ[7]，全身性または局所的に生じます．局所的には頭部・顔面に多く，閉経後の頭部・顔面多汗症というサブタイプも提唱されています[11]．

　これらの皮膚症状は，肩こりやめまいなどの更年期障害の症状を伴っていれば，更年期関連の皮膚症状であることが容易に推察できます．その場合，心理社会的要因が症状の悪化因子となりうるため，患者に寄り添った支持的な対応が望まれます．

## 更年期周辺世代の皮膚のトラブル調査

　著者の前任施設で実施した，女性外来に通院中の35〜59歳の女性100名余りを対象とした皮膚症状に関するアンケート調査では，自覚症状として「顔面の痒み」が46％，「顔面のほてり」が41％，「頭皮の発汗」が46％の回答者で自覚されていました[2, 12]．更年期障害と診断されたことがあると答えた回答者は29％にとどまったことから，更年期周辺の女性の中には更年期障害の診断には至らないものの，実際にはほてり，発汗などの自律神経失調症の症状に悩まされているものが少なくないことが想像されます．

　このような痒みやほてり，発汗を訴えて，更年期世代の女性が皮膚科に受診することもあると思いますが，特定の皮膚疾患の診断に至らないと，皮膚科医を困惑させることになりかねません．

## 更年期女性の心理社会的特徴

　2024年の日本人女性の平均寿命は87歳．寿命が延びたことで，更年期の後の老年期は40年近くに及ぶようになり，かつては人生の終盤であった更年期は，今や人生の

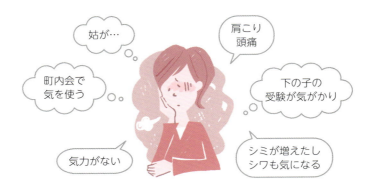

折り返し地点となりました．

「更」の字には，あらためる，新しくよいものにかえる，入れかわる，へる，年功や経験をへた老人(漢字源)などの意味があり，そこから更年期を考えてみると，今まで得たものを失いつつ，改めて組み立て直し，長い老年期に備えるというのがこの時期の女性の課題の1つといえます．

このような課題を抱えた更年期世代の女性は，ストレスが複合的にかかりやすいため，その負担が大きいことを知っておく必要があります．具体的なストレスとしては，自分自身の健康問題(若さの喪失や深刻な身体疾患)，親の世代の介護や看取り，子どもの将来の心配や自立にまつわる問題(子どもの就職や結婚，空の巣症候群)，夫との関係，仕事上の問題(中間管理職で人間関係の狭間に立つ)が主なものです[13]．

これらのストレスは単独であれば何とかなりそうなものでも，複合的に，例えば，自分自身の健康問題に加えて，介護の問題も生じるといった具合になると，その負荷は格段に大きくなり，解決困難な状況に陥りがちです．それでも若い世代と異なり，「どうにもならないけれど，自分が何とかするしかない」と自ら抱え込みがちで，ますます負担が増すのがこの世代です．介護など家族が関係する問題は，どうしてもより女性に負荷がかかりやすい現状も問題です．

##  主訴より愁訴として受け止める

多忙な皮膚科の診療現場では，医師は医学的モデルに基づいて，患者の主訴から鑑別疾患を念頭に置いて皮疹や自覚症状の部位を確認し，視診でほぼ診断を確定するという流れが一般的かと思います．しかし，更年期女性の皮膚トラブルは更年期特有の身体症状でもある皮膚の乾燥や痒み，顔面のいわゆる敏感肌，肩こり，めまい，関節痛，のぼせなどに付随して，あるいは，それらの身体症状の一環として現れてきます．

患者は沢山の不具合を経験している中から，適確に皮膚の問題のみを取り出して説明するということが難しいことがあるのです．話が前後したり，主訴と思われたものが変化したりと医療者を悩ませます．すると，患者にとっては，わかってもらえなかったという思いが残り，複数の医療機関を受診して，医療難民のようになってしまうこともあります．

　このようなケースでは，著者は患者の訴えを，主訴というよりも愁訴として捉えておき，経過をみてから最終的に診断するようにしています．患者は，受け止められた，わかってもらえたと感じることで，ずいぶんと気持ちが落ち着き不安が和らぐので，やり取りも円滑になります．傾聴と支持的対応に加えて愁訴の受け止めがコツです．

## 皮膚にも不定愁訴がある

　不定愁訴とは「患者の自覚症状を説明する他覚的所見や変化がないか，あっても乏しいかにより，愁訴を説明する医学的根拠がないもの」（南山堂医学辞典）を指します．その成因にはストレスなど心理社会的な要因が関与していることが少なくありません．皮膚科領域ではあまりなじみのないテーマですが，著者はこのような不定愁訴の概念は皮膚科診療においても役に立つものと考えて，皮膚に関する不定愁訴としてまとめました（表Ⅳ-1）[14, 15]．

　皮膚科の診療，特に女性皮膚科外来の現場では，更年期の身体症状として特徴的なほてりや痒みなど，さまざまな皮膚症状を訴えるものの，確立された皮膚疾患の診断に至らない症例を少なからず経験します．このような場合には，患者の訴えをひとま

**表Ⅳ-1　皮膚に関する不定愁訴**

| 不定愁訴の分類 | 不定愁訴の内容 | 皮膚所見 | 対応する病態 |
|---|---|---|---|
| 外見上の変化 | 顔面の小腫瘍 | ごく小さい結節 | 良性腫瘍 |
|  | 微細な瘢痕<br>いわゆる「くま」<br>色調の変化・色むら<br>肌理の変化 | 軽微な変化しか認めず，訴えに見合わない | ボディイメージの障害（一部に身体醜形障害を含む）<br>心気症のことがある |
| 自覚症状 | 痒み | なし | 皮膚瘙痒症 |
|  | 痛み（ヒリヒリ感など） | なし | 皮膚感覚異常症 |
|  | 痒み，痛み，刺激感 | 紅斑を認める場合もある | 敏感肌 |
|  | ほてり，違和感など多彩 |  | 心気症のことがある |

（檜垣祐子：総合臨床，55：2561, 2006 および Aesthet Dermatol, 32：6, 2022 をもとに作成）

ず皮膚に関する不定愁訴として受け止め，診療を進めながらそこに包含される病態を見極め，しかるべく対応していくのがよいと考えます．

## 外見に関する不定愁訴

　不定愁訴のうち，軽微な外見上の変化にこだわり，執拗に訴える例を「外見に関する不定愁訴」と捉えます[14, 15]．この場合，心理社会的要因を背景にボディイメージの低下やゆがみを引き起こし，不定愁訴として表現されている可能性があります．外見に関する不定愁訴と捉えられる症例の精神・心理的状態としては，「心配性」といえる範囲から，時に心気症（『精神障害の診断と統計マニュアル』第5版のDSM-5では病気不安症）を基盤としている場合，あるいは身体醜形障害の範疇に入る場合もあるため，注意が必要です．

　日常診療において，中高年の女性が顔面のごく小さい腫瘍性病変をいくつか指し，「これは何でしょうか？　増えないでしょうか？」のように次々尋ねることがあります．これらについては，脂漏性角化症や脂腺増殖症など一応皮膚科診断はつくものの，一般的な説明では患者は納得しません．患者にとって重要なのは，正確な皮膚科診断ではなく，これらが深刻な容貌の問題に至るのではないかという過度の心配です．

　したがって，いったん受け止め，誰にでも起こる変化であること，周囲からはそれほどわからないこと，治療の必要はないことを説明します．日常生活を楽しむ工夫をするなどの提案をするとこだわりから解放され，自分自身に向いていた意識が外に向かうようになります．いわゆる「心配性」ではあるものの，本来精神的な健康度には問題がないので，支持的な対応と行動修正で解決することがほとんどです．

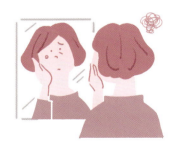

**外見の問題**

# ボディイメージとQOL

　ボディイメージとは，自分自身の外見に対して，自分自身が抱いているイメージのことをいいます．

　ボディイメージはさまざまな要因によって変動します．例えば，自分自身の感情や思考，対人関係や社会生活と関連して相互に影響しあいます．

　皮膚に関するボディイメージが問題になるのは，大きく分けて2つの場合が考えられます．

　第1には，多くの皮膚疾患や外傷，熱傷など，外見の変化を伴う場合で，患者は否定的なボディイメージをもちやすく，QOLを低下させます．QOLは多面的な要素で構成されますが，皮膚疾患患者のQOL評価を考える場合，痒みの問題とともに外見の問題は必須の要素となります．ボディイメージの改善がQOLの改善にもつながるため，患者アウトカムの1つとして，ボディイメージも重要な要素と言えます．

　第2には自分の外見に嫌悪感や不満をもっているが，他者から見ればそれに相当する問題がない場合で，微細な外見の変化を主訴とする症例の精神・心理的状態として，「心配性」といえる範囲から，時に心気症（『精神障害の診断と統計マニュアル』第5版のDSM-5では病気不安症）を背景としている場合，あるいは身体醜形障害の範疇に入ることもあるため，注意が必要です．身体醜形障害の場合，ボディイメージのゆがみが病態の中心となります．このような患者とのコミュニケーションが適切に行われないと，訴えに振り回されたり，患者を失望させたりすることになり，患者はドクターショッピングに走り，複数の医療機関で同様の問題が引き起こされることになりかねません．

　これらの患者のボディイメージを適切に評価し，その程度やゆがみの有無を把握しておくことは診療上有益です．

　皮膚のボディイメージの評価にはQOLと同様に，自記式の評価尺度を用いることができます．Cutaneous body image scale（CBIS）は，皮膚に関するボディイメージの評価尺度で，原作はGuptaらにより作成され[*]，著者らが日本語版への翻訳を行いました[**]（問い合わせ先：日本皮膚科心身医学会 http://jpsd-ac.org/）．

　CBISは皮膚に関するボディイメージの基本的な要素である，皮膚の全体的な外見，色つや，顔の皮膚の外見，色つやおよび毛髪，手足の爪の外見についての7項目の質問からなり，回答者は各項目について，その満足度を0から9の10件法で評価し，全体の平均値をCBIS得点とします．得点が高いほど皮膚の外見への満足度が高いことを示します．CBISの特徴の1つとして質問項目が少なく，回答者の負担が軽いため，QOL評価尺度などと組み合わせても用いやすく，皮膚のボディイメージ研究に役立つものと考えています．

文献

[*] Gupta MA, et al：Cutaneous body image：empirical validation of a dermatologic construct. J Invest Dermatol, 123：405-406, 2004.

[**] Higaki Y, et al：Japanese version of cutaneous body image scale：translation and validation. J Dermatol, 36：477-484, 2009.

### 微細な皮膚の変化と心気症

　頻度は高くありませんが，ごく小さな瘢痕や一部の皮膚色や肌理の変化など，微細な変化に対し，「何か大きな病気の始まりではないか」など，客観的所見に見合わないほど心配して訴える患者がいます．患者の悩みは重大かつ深刻で，日常生活に著しく支障をきたします．1日中，鏡を見ては心配するので，家族も巻き込まれていきます．

　このような場合は訴えを聴き，器質的皮膚疾患を見逃さないようにしつつ，背景に心気症の存在を考える必要があります．病的な皮膚所見ではなく，何ら心配がないことを説明しても，患者は繰り返し尋ねたり電話で問い合わせてきたりするので，医療者が振り回されることになりがちです．

　心気症が強く疑われる場合は，皮膚の変化そのものではなく，過度の心配のために日常生活に支障をきたしていることが問題であることを説明し，メンタルケア科への受診を勧めます．

 ### 身体醜形障害にも注意する

　身体醜形障害は男女ともにみられ，若い世代に発症することが多いとされています．身体の特定の部位，目つきなどの「異常」のために周囲の他者に不快感を与えているという妄想的な確信をもち，そのために他者に嫌がられ，避けられるという妄想を抱きます．ボディイメージのゆがみが中心にあります．「異常」に対する治療を執拗に求め，しばしば治療方針に納得しません．患者の訴えを受け止めた上で，メンタルケア科への受診を促します．

 ### 自覚症状に関する不定愁訴

　皮膚の痒みや痛み（ヒリヒリ感など），ムズムズ感，違和感といった多岐にわたる自覚症状を訴えるものの，これを説明しうる明瞭な皮膚所見を欠き，特定の皮膚疾患の診断を下せない場合，「自覚症状に関する不定愁訴」と捉えます[14, 15]．

　愁訴に対応する主な病態としては，皮膚瘙痒症と皮膚感覚異常症があります．また，いわゆる敏感肌も自覚症状に関する不定愁訴を呈する病態の1つといってよいと思います．

　皮膚瘙痒症はストレスや心理的要因によるものも少なからず存在します[16]．発疹が

なく，蕁麻疹や加齢による皮膚の乾燥や痒みがみられず，さらに痒みを生じる全身疾患がない場合，心因性の皮膚瘙痒症(p.108参照)とします[16, 17]．

皮膚感覚異常症は皮膚がムズムズする，ヒリヒリするなどのさまざまな感覚を訴えるもので，痒みでも理解しがたい痒みの場合は皮膚感覚異常症として取り扱います．

女性の外陰部の慢性の痛みについては，外陰部疼痛症(vulvodynia)という名称が主に産婦人科領域で用いられています．皮膚科学的には皮膚感覚異常症に包含される概念です．外陰部疼痛症は「視診で判る明らかな病変がなく，3ヵ月以上にわたって続く慢性的な外陰の痛みや熱感」と定義され，心因性のものも多く難治とされています[18, 19]．

## いわゆる敏感肌も不定愁訴で受診

いわゆる敏感肌(p.115参照)とは，通常は刺激にならない程度の刺激(気候，化粧品，洗浄剤など)に皮膚が過剰に反応して不快感を生じる状態をいいます[20]．不快感とは，具体的には痒み，痛み，刺激感，灼熱感，ツッパリ感，乾燥感などの自覚症状で，その表現は患者によりさまざまです．皮膚科医から見て客観的な所見には乏しく，あるとすれば赤みが観察されることがあるという程度にとどまります．このため，敏感肌に悩む人は不快な症状を医療者に十分理解してもらえない場合があり，結果的に適切な対応がなされず，医療機関を転々とすることもあります．

このようないわゆる敏感肌も，自覚症状に関する不定愁訴を呈する病態の1つとなります．

男性にも更年期がある
### 男性更年期とLOH症候群

　男性ホルモンの代表はテストステロンです．テストステロンは「社会性のホルモン」ともいわれるように，社会に出て活動したり，自己表現したりする力の元となっているので，その低下は人によりさまざまな症状を引き起こします．男性には女性のような劇的なホルモンの変動はないものの，20代をピークとして加齢とともにテストステロンは減少していきます．その低下の仕方は個人差が大きく，30代で症状の出る人もいれば，60代以降に症状の出る人，さらにまったく症状の出ない人もいます．

　女性が経験する閉経のような明らかな身体的変化がみられず，更年期障害を生じる時期も幅が広いこと，症状の多様性(不安，イライラ，抑うつ，睡眠障害，記憶力の低下などの精神症状と筋力低下，疲労感，頭痛，めまい，性機能低下などの身体症状)から，気のせいなどとされて，適切な診断や治療に結びつきにくいこともあるようです．

そのような背景から，1990年代後半にLOH症候群（late-onset hypogonadism）という概念が提唱されました．前述のような不定愁訴が，テストステロンの低下による男性更年期の諸症状であることを医療者が認識することで，適切な診断および治療に結びつきやすくしたものです．

　LOH症候群の皮膚症状としては，皮膚の乾燥，たるみ，のぼせや急な発汗，体毛の減少，薄毛などがあり，皮膚科の診療現場で相談を受ける可能性もあります．男性更年期を念頭において対応することが望まれます．

参考文献
・堀江重郎：ヤル気が出る！最強の男性医療．文藝春秋，2013.

文献
1) 檜垣祐子：性差医療と女性皮膚科学．皮膚病診療，29：1388-1393, 2007.
2) 大井のり子，ほか：女性外来に通院中の更年期女性の皮膚症状に関する調査．東女医大誌，79：171-174, 2009.
3) 堀　仁子，ほか：女性医療における皮膚科診療―心身医学的に見た受診患者の特徴について．日皮会誌，123：25-31, 2013.
4) Aboobacker S, et al：A retrospective analysis of dermatoses in the perimenopausal population attending a tertiary care centre in South India. J Midlife Health, 6：115-121, 2015.
5) 千田要一，ほか：メンタルヘルスにおける性差―精神障害の性差．医学のあゆみ，219：394-400, 2006.
6) 檜垣祐子：皮膚症状，女性医学ガイドブック 更年期医療編 2019年度版．p.291-293, 金原出版，2019.
7) Duarte GV, et al：Skin disorders during menopause. Cutis, 97：E16-E23, 2016.
8) Verdier-Sevrain S, et al：Biology of estrogens in skin：implications for skin aging. Exp Dermatol, 15：83-94, 2006.
9) Inayat K, et al：Symptoms of menopause in peri and postmenopausal women and their attitude towards them. J Ayub Med Coll Abbottabad, 29：477-480, 2017.
10) 伊藤加代子，ほか：女性におけるドライシンドロームの有訴率に関するWeb調査．日女性医会誌，20：399-405, 2013.
11) Eustace K, et al：Postmenopausal craniofacial hyperhidrosis. Clin Exp Dermatol, 43：180-182, 2018.
12) 檜垣祐子：更年期女性の皮膚のトラブル．日臨皮会誌，25：230-235, 2008.
13) 檜垣祐子：更年期女性の皮膚トラブルと不定愁訴．MB Derma, 273：71-76, 2018.
14) 檜垣祐子：プライマリ・ケアのストレス緩和 中高年女性の皮膚に関する不定愁訴とその対策．総合臨床，55：2561-2564, 2006.
15) 檜垣祐子：美容皮膚科とサイコダーマトロジー．Aesthet Dermatol, 32：6-13, 2022.
16) 羽白　誠：皮膚に関する不定愁訴と自覚症状．心身医，49：391-395, 2009.
17) 檜垣祐子：痒みへの心身医学的アプローチ．MB Derma, 283：41-46, 2019.
18) 檜垣祐子：口腔内・外陰部の疼痛対策．MB Derma, 212：51-57, 2013.
19) 檜垣祐子：高齢女性の外陰部痛．MB Derma, 218：67-71, 2014.
20) Misery L, et al：Definition of sensitive skin：an expert position paper from the special interest group on sensitive skin of the international forum for the study of itch. Acta Derm Venereol, 97：4-6, 2017.

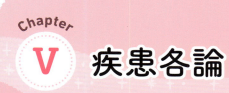

# Chapter V 疾患各論

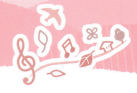

## アトピー性皮膚炎

> **アプローチのポイント**
> - ストレス下の搔破行動に着目する．
> - スクラッチ日記を活用する．
> - 心身相関への気づきを促す—症状とストレスグラフ．
> - ストレス対処スキルの向上を目指す．
> - 治療環境への不適応—認知のゆがみを修正する．

 **アトピー性皮膚炎は皮膚心身症の代表的疾患**

　成人のアトピー性皮膚炎患者の多くは，ストレスで悪化することを経験しています．著者らの20年以上前の調査では，入院治療を要した重症患者100例のうち，入院前1年間にアトピー性皮膚炎の増悪に関与したと思われるストレスのあった症例は85例（85％）で，それらの症例のストレスとなった問題ごとは114件ありました[1]．

　難治例とされた多くのケースが皮膚心身症に該当していたことになりますが，逆に考えれば，必要な心身医学的アプローチがなされないまま経過したために，難治化したともいえます．

　アトピー性皮膚炎のような，日常的に経験する皮膚疾患に心理社会的要因が大きく関わっていることが明らかになったことで，心身医学が皮膚科の領域で関心を集めることになり，アトピー性皮膚炎を軸に心身医学的治療が工夫されるようになりました．

## ストレス下の掻破行動に着目

　著者は20年余り皮膚の心身医学に携わっていますが，そのきっかけとなったのが，小林美咲先生が提唱された嗜癖的掻破行動です[2]．小林先生が，患者が記載した日記から，ストレスのもとでの掻破行動があり，日課のように習慣化していること，この掻破行動により，特徴的な湿疹病変(手の届きやすいところに境界明瞭な湿疹病変，左右対称性，掻破痕は目立たない，爪の光沢，指の関節背面の色素沈着，Knuckle pad様変化)が形成されることを明らかにしたもので，目から鱗が落ちるように，新たな視点を得ることができました．

　アトピー性皮膚炎の場合は，ストレスごとやイライラ，焦りなどの不快な感情や緊張状態から掻破行動が起こりますが，それは1つには精神的な緊張を和らげるような効果があるからです．掻破行動が激しくなってから皮疹が悪化するまでは，短時間の経過で起きますので，それらの関係性が見えやすいこともあって，皮膚心身症と診断することは難しくありません．

　通常，患者はストレス下の掻破行動に気づかずにいるか，何となく気づいていても診療の中で取り上げられることがないと，そのまま繰り返されてしまうことになります．ですので，治療者がこれを的確に指摘して，患者の気づきを促すことが治療の第一歩です．

　「掻くことは仕方がないこと」とあきらめることなく，掻破行動を減らすための具体的な対策を立てることが大切です．決して難しいことではなく，ストレス下での掻破行動を患者に自覚してもらうだけで，その後の経過は大きく異なってきます．

　そのためのツールの1つがスクラッチ日記です(p.32参照)．

 ## スクラッチ日記の勧め

　スクラッチ日記を勧める際には，あらかじめ書き込んだサンプルがあると患者の理解を得やすくなります．著者はスクラッチ日記に記載して持参した患者に頼んでコピーを頂戴し，承諾を得て他の患者に説明する際に使用しています．こんな日記で役に立つなら，と協力してくれる患者が少なくありません．自分と同じ疾患で困っている患者が記録したものは，大きな説得力をもっています．

　再来時には記入した日記を持参してもらい，患者と共に見ながら掻破行動のパターンを見つけます．イライラしたとき，焦ったとき，テレビを見ながら，一段落したと

き，帰宅時，入浴の前後，なんとなく・・・などがよくある場面です．イライラや焦りによる搔破行動には，深呼吸をすること，帰宅時など，習慣化していそうな場合は，まず着替えるとか音楽をかけるなど，搔破行動に替わる別の行動をとってみるのも効果的です．なんとなく手が行っていた，という場合は，気づいた時点で手を組む，立ち上がって，少し歩くなどの代替行動をとってみるようにします．

　ストレス下の搔破行動は，患者自身が日記に記載（アウトプット）し，それを目で見て確認（インプット）することによって，一層の自覚が得られると考えられます．自覚することによって，搔破行動は急激に減少することが多く，その結果皮疹は大きく改善します．患者にとっては一種の成功体験になるので，日記や代替行動を継続する力になります．

　日記は苦手，書けないという患者には，代替行動を勧めるだけでも意味があります．

　また，再来時に日記は書いてこなかったとしても，患者自身が搔破行動を意識して生活していると，おのずと搔破行動は減ります．

　大事なことは，ストレス下の搔破行動について患者が考え，そういうことが確かにあると受け入れ，行動を変えようとしているという点です．

##  心身相関の気づきを促す「症状とストレスグラフ」

　スクラッチ日記はどんな場面や状況で搔破行動が起きるのかを，患者自身が認識することで，ストレスとの関係を理解することが目的でした．それに対して，症状とストレスグラフ（p.33参照）は，中期的な経過を記録することで，患者が心身相関に気づき，症状をよりよくコントロールしていくためのツールです．

　アトピー性皮膚炎の場合，6ヵ月ほど記録すると，症状とストレスが連動していることが見えてきます．患者は症状の変動の理由を，気候の変化や外用薬が自分に合っていた（合っていなかった）など，外部の要因に求めがちですが，このようなセルフモニタリングを用いることで，実はストレスごととかなり密接に関係していた，ということに気づきます．その結果，患者から「結局，自分なんですね」という言葉も聞かれることもあります．

　患者は自分自身でセルフケア行動を見直すことができるようになるので，受診時に，「その後はいかがですか？」と問うと，「この週は仕事が立て込んで，帰宅も遅くなり，皮膚の調子も崩れたけれど，その後，しっかり丁寧に外用するとか，ライブに行ってリフレッシュして，立て直しました」のように説明してくれます．治療者は「自分で立

て直したということは，セルフケアが相当できていますね」のように，セルフケア行動がとれていることを言葉で伝え，支持的にエンパワーメントします．

心身医学の意義として重要なことの1つは，患者の自己実現を助けることなので，セルフケアの達成に向かいつつ，自分らしく，豊かな生き方ができているかに気を配ります．

### 掻破行動は不適切なストレス対処

一般にストレスに対する反応として，身体反応（動悸，発汗など），心理反応（不快な気分，落ち込みなど），行動反応があります（p.29参照）．行動反応にはいわばストレス解消にあたる，適切な行動（適度なスポーツ，会食など）と不適切な行動（過度の飲酒，買い物依存，気晴らし食いなど）があります．ストレス下の掻破行動は，この不適切な行動に相当します．掻破行動は繰り返されることによって，ストレス⇒掻破行動，という反応が強化され，固定したルートが出来上がっていくと考えられます．

掻破行動はストレス下で増強しますが，悪化因子となるストレスは避けては通れない日常的な問題が多く，そのようなストレスを減らすことは案外難しいかもしれません．ストレスへの対処スキルを向上させる方法についてはこのあとで紹介しますが，問題解決的なストレス対処の力をつけていくのは，必ずしも容易ではありません．

むしろ，ストレスのもとでの掻破行動に直接アプローチすることによって，短期間で皮疹の改善が得られ，心身相関に気づくことで，ストレス対処がうまくできるようになっていくケースを多く経験します．ちょっとしたボタンの掛け違いによって，悪循環から抜け出せなくなっていたのだと思います．

まず掻破行動の修正を当面の課題として取り組み，それからストレス対処スキルの向上を考えても遅くはありません．

### ストレス対処スキルの向上を目指す

成人のアトピー性皮膚炎患者の抱えるストレスごととしては，職場の問題や家族の問題が多く，いずれも対人関係のストレスが中心です[1]．したがって，以下のようなストレス対処法を提案します．具体的な方法はChapter Ⅱ (p.37)で解説しましたので参照してください．

## ストレスごとから遠ざかる

職場というのは，家族や友人関係と異なり，考え方の相いれない人や反りの合わない人なども含めて，さまざまな人が同じ目的に向かって進むという場なので，比較的高度な対人関係のスキルが要求されます．

そこで，職場の問題として，緊張状態やストレス状態に陥りやすい対人関係や摩擦を生じやすい問題ごとからは，できるだけ遠ざかる，関わらないという対処を勧めています．ラザルスの逃避型，離隔型のストレス対処様式の応用と言えます（p.12参照）．つまり，問題ごとに巻き込まれないように距離を置く，苦手な人がいたらなるべく顔を合わせないようにするということです．それにより，余分なストレス状態を回避することができます．

また，相手の言動に対して，なぜ，どうしてと考えるのはやめにして，相手の行動のパターンを観察するようにすると，心理的な距離を置くことができます（p.41参照）．そちらも比較的簡単な方法です．

## コミュニケーションスキルの向上を図る──アサーションの提案

自分の希望をうまく伝えられず，断り切れずに仕事を引き受けてしまい，負担になるような状況では，アサーティブコミュニケーションのスキルが使えます（p.13, 40参照）．これには多少練習が必要です．自分の中でシミュレーションして，最初は比較的簡単な場面で実践してみるのがよいと思います．

職場だけでなく，家族間の対人関係ストレスにも効果的です．常にIメッセージを使って話しかけるようにしているとコミュニケーションが増えて，家族関係が円滑になるのを経験します．

## 一段落の踊り場を意識する

仕事でも学業でも，目標を掲げて次々と課題をこなしていく人もいます．1つのことをクリアすると，すぐさま次の課題を見つけてそれに向かって行動します．本人もそんな自分が好きであったりするのですが，一方で，やりすぎになって疲労したり，周囲の人としっくりいかなかったり，ふと不安に駆られたりして，ストレス状態になることがあります．頭が先走って，身体と心がついて行かないような不調和な状態です．

そんな場合は，次々課題を探して走り続けないこと，達成感を味わうことを勧めます．階段に踊り場があるように，上って来たら，いったん振り返り，上って来た一段一段を見て，「よくここまで来たな」と自分をほめて，そこで小休止とします．それから新たな気持ちで，次の階段を上るように提案します（p.47参照）．

Chapter

**V**

疾患各論

### 🌸 ストレス解消 ─ 休息と睡眠習慣の改善を図る

ストレスごとに振り回されていると，自分のことは後回しになり，ストレス解消がうまくできなくなります．さらに睡眠時間が削られて，十分な休息がとれない状態となると，セルフケアの乱れにつながります．また，ものごとの捉え方もネガティブになりがちです．多忙なときも，できるだけ自分の時間を確保するような工夫が大切です．

ストレス解消には発散と休息があります（p.37参照）．発散はできても，休息のとりかたがわからない患者が多いので，具体的な方法を示すことで，自分が実行しやすい休息のとりかたがイメージできると思います（p.38参照）．

また，睡眠習慣も併せて見直すとよいでしょう．就寝時刻が遅く，1～2時であるとか，なかなか寝付けないというような患者の場合，痒みのために眠れないということもありますが，床に入るまでだらだらと過ごす，寝床でスマホを見ているなど，睡眠習慣の問題もあるようです．睡眠に関する生活指導についてはChapter Ⅱの41ページを参考にしてください．

### ステロイド忌避は治療環境への不適応 ─ 認知のゆがみ

近年，さまざまな抗炎症外用薬が登場しましたが，やはりステロイド外用薬はアトピー性皮膚炎のファーストラインの治療薬として，広く用いられています．

ステロイド外用療法が十分行われない患者側の要因としては，大きく分けて，ステロイド外用療法の実践上の問題（習熟不足，日課に組み込めない，使用感への不満，など）とステロイド忌避の2つの場合が想定されます．ステロイド忌避の中には漠然とした不安によるものから，明白なステロイド忌避まで幅があります．

漠然とした不安はステロイド外用療法への理解不足が多いので，薬効や副作用，効力のランク，部位による経皮吸収の違い，外用回数や外用量（1FTUなど），期待される効果，使用期間の見通しなどを丁寧に説明し，外用処置も併せて行い，患者が自分で実践できるように指導します．適切な外用療法を経験し，症状が改善するという成功体験を重ねていくと，漠然とした不安は消失し，自信をもってステロイド外用療法を継続できるようになります．

それに対して，明白なステロイド忌避の場合は，患者が抱える心理社会的問題として，ものごとの捉え方の問題，つまり認知のゆがみが関係しています（p.11, 24参照）．特に，「全か無か思考」，「一般化のし過ぎ」，「結論の飛躍」といった極端な考え方や，「マイナス化思考」など，柔軟性を欠いたものごとの捉え方が見られ，「だんだん効かな

くなる」,「使うと一生やめられない」,「全身の副作用が出る」などと表現されます.そこには問題ごとに対応できずに搔破行動が激化し,困難に陥りながらも,問題点に目を向けにくいという心理状況が見え隠れします.

このような明白な忌避の症例では,患者側の要因が大きく,その後の経過を左右するため,最初から治療の路線に乗りにくいことを,治療者は念頭に置く必要があります.一時的であっても患者がステロイド外用療法を受け入れ,症状の改善を経験したならば,それでよしとするくらいの心構えが適度な距離感ではないでしょうか.

説明しても納得が得られず導入できない場合は,適切な外用療法が行えず,不適切治療を余儀なくされる可能性がありますので,その旨,診療録に記載しておくことも重要です.

明白なステロイド忌避の患者で認知のゆがみがある場合,ステロイド外用療法に限らず,生活上のほかの場面でも同じような捉え方をしている様子がうかがえます.治療関係を構築した上で,ものごとの捉え方の修正を図ります.

Chapter V 疾患各論

多忙な診療でも工夫次第

## 5分でできる心身医学

「心身医学は時間がかかるので多忙な診療の中で実践するのが難しい」とよく言われます.敬遠される理由の1つなのだと思いますが,とても残念です.ある程度の熟練は必要ですが,心身医学的アプローチは短い時間でもやろうと思えばそれなりにできます.

著者が行っている行動科学的なアプローチは,患者のセルフケアを促し,望ましい治療行動へと行動変換していくことを目指す方法です.そのためには,①適切な情報を提供する,②患者が理解する,③行動修正の方法を提案するの3つのステップがあり,これにより患者が行動修正を実践していくことになります(p.16参照).

3つのステップを短時間で達成するためには,適当な症例を選択することが案外,大切です.例として,アトピー性皮膚炎患者の搔破行動の修正を図る場合,軽症から中等症で,搔破行動により形成された皮疹(p.74参照)があること,特に前腕や手など患者とともに確認できる部位にあると最適です.そして従来の薬物療法のみでコントロールできず,何か対策はないかと期待している症例が適しています.

以下のようなやり取りであれば,数分でできないでしょうか.

治療者「(皮疹を指しながら)繰り返し搔いたり擦ったりするとこんな風になりますよ.焦りや疲れ,寝不足,ストレスで搔く人も多いですが,どうですか?」←①適切な情報の提供
患者「ああ,そうですね.イライラしたとき搔きますね」←②患者が理解
治療者「それを減らすとよくなります.スクラッチ日記を書いてみませんか」←③方法の提案

日記は患者用の冊子体などを用います(p.32参照).実際の記入例を提示するとよりス

ムーズです．

再来時の対応としては，患者が日記に沢山記載してきた場合は搔破行動が減少して，効果が実感されていることが多いので，テレビを見ながら，入浴後など搔破行動が起こる場面のパターンを素早く探して患者と共に確認し，日記はそのまま継続します．

少ししか記載していないような場合には，行動修正を試みていることをエンパワーメントします．まったく記載がない場合は，また機会を見て勧めてみることにします．

何より治療者が患者の行動修正に強い関心がある，という態度で接することが実践への動機付けになります．

ぜひやってみてください！

# 痒疹

## アプローチのポイント
- 結節性痒疹では，搔破行動や痂皮を取ることが日課のようになっている．
- 搔破行動の修正にスクラッチ日記を活用するほか，手を組むなどの代替行動を勧める．
- 痒疹結節に名前をつける，外在化も効果がある．
- 怒りやイライラが痒みのもとになる可能性がある．
- うつ病や不安症の併存に留意する．

### 慢性の痒疹は搔破行動の修正を

痒疹は臨床型により，結節性痒疹，多形慢性痒疹，これらに該当しない痒疹（従来の急性痒疹，亜急性痒疹など）に分類されています[3]．

結節性痒疹では，アトピー性皮膚炎の場合のように，痒みに対する搔破が繰り返されることによって，いつしか搔破行動が習慣化してしまいます．その結果，痂皮を取ることに長い時間を費やしていたりします．患者は痂皮を取る行動を自覚してはいるものの，止めることができません．ストレス下で搔破行動が一気に増強するというよりは，夕食後の時間やテレビを見ながら，痂皮をひとしきり取り終えないと落ち着かない，気が済まないと日課のようになっていることがあります．取り去った痂皮を机に並べたり，ジップロック®の袋に集めたりするという患者もいました．

多形慢性痒疹の場合も，繰り返される掻破行動の結果，蕁麻疹様の丘疹・紅斑が拡大したり，苔癬化病巣が遷延したりします．
　ここでも，スクラッチ日記は有効です（p.32参照）．日記が難しい場合は，掻破に気づいたら手を強く組むという代替行動を繰り返すのも効果的です．

## 痒疹結節に名前をつけてみよう

　結節があまりにも多いときは難しいですが，数が少し減ってきたら，頑固な結節に名前をつけてもらうことがあります．2，3個の結節に名前をつけますが，もっと多い場合は，右腕の3つ，のように限定してやってみます．

　名前は何でもよいのですが，好きな人や嫌いな人の名前のように，想起して何かしらの感情が湧くような名前は避けて，特段何の感情もわかない名前が最適です．そして，「今日は〇〇（名前）は，どうだろうか．まだ，大きいままかな？」とか「〇〇のかさぶたはどうなったかな？」のように，観察してもらうように伝えます．再診時に「〇〇はどうなりました？」と尋ねてみると，「そういえば，なくなりました」，「掻かなくなりました」と掻破行動の対象外となって，結果的に改善します．これは一種の外在化と言えるのではないかと考えています．

　外在化とは，自分（患者）の抱える問題や症状を，自分自身の内面と切り離して向き合うことを言います．自分の症状を何とかしようと思うとき，通常はその症状は自分そのもの，自分と一体化した問題と捉えています．結節性痒疹であれば，繰り返し痒みを生じる個々の結節があることや痂皮を取る，引っ掻くといった掻破行動の習慣は，自分自身の問題なので，また掻いてしまった，やめられないなど，ネガティブな気持ちになったり，自分を責めたりすることもあります．そのときに外在化することによって，いったん問題を自分の外に出すと，少し楽な気持ちで向き合うことができるので，

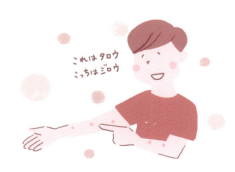

ゆとりが生まれます．

　ばかばかしいようですが，掻破行動の抑止力となってかなり効果がありますので，試す価値があると思います．

## 腹を立てると痒くなる

　多形慢性痒疹の場合にも，掻破行動の修正が重要です．習慣化した掻破行動は，やはりスクラッチ日記を記録することで減らすことができます．また，ちょっとした痒み刺激で掻破行動が誘発されやすいので，併せてクーリングを十分行うことが大切です．

　掻破行動が減少して苔癬化病巣などが改善してくると，蕁麻疹様の紅斑や丘疹の出没が残ってきます．比較的動きの速い皮疹なので，ストレスとの関係や心身相関も把握しやすくなります．スクラッチ日記をつけていたある患者の話によると，身近な人の言動にイライラしたり腹を立てたりすると，蕁麻疹様の小紅斑が出て，痒みが出ることに気づいたそうで，「穏やかな気持ちで生活するようにしている．そうしていると痒みもでないし，身近な人との関係も円満で，何だかいいみたいです」とのことです．

　亜急性痒疹でも，苦手な知人から連絡が来ると，嫌だなという気分と共に，痒疹丘疹が出るという患者がいました．

　痒みの強さに怒りが関係することは，慢性特発性蕁麻疹での報告があります[4]．慢性の痒疹でも関係する場合があるのではないかと推察します．

　怒りやイライラは自分の中にあるので，コントロールすることができます．バーンズによれば「あなたの感情を決めるのは出来事ではなく，あなたがそれをどう受け止めるか」であり，怒っているときは認知のゆがみが起きていることがほとんどだと言います[5]．「レッテル貼り」，「一般化のしすぎ」，「マイナス化思考」，「拡大解釈」，「すべき思考」が頭をもたげます（p.11, 24参照）[5]．怒りの感情が沸いても，爆発させることなく認知のゆがみをチェックしてみるのが賢明のようです．

## 結節性痒疹の疾病負荷

　結節性痒疹の患者は長期にわたり激しい痒みに悩まされ，加えてしばしば治療にてこずることなどから，疾病負荷は相当深刻でQOLへの影響が大きいことは自明です．これらの問題は，症状が改善すればおのずとよい方向に向かいますが，治療者には経過中にこれらの点に配慮して，患者をサポートする支持的な対応が求められます．

疾病負荷についての認識は，患者と治療者の間で一致しない場合があることも指摘されており[6]，患者の困りごとや心理社会的側面に治療者が関心をもって，患者とともに悪化要因を検索し，治療選択や細やかな日常生活指導を行うことが大切です．

## 結節性痒疹の精神医学的側面

症状の悪化因子となるなど，経過に影響するような心理学的，精神医学的な問題にはどのようなものがあるのでしょうか．

先に述べたような対人関係をめぐる怒りや，逆に他配慮的な態度，アレキシサイミアの傾向などについては，従来，報告があるものの，多くは症例報告にとどまります．Schneiderらは乾癬を比較対照として多数例での質問紙を用いた検討を行いました．その結果，これらの点に関して乾癬の患者と有意な違いはみられないこと，不安や抑うつ傾向が約20％にみられたと報告しています[7]．一般人口との比較では，結節性痒疹患者では不安や抑うつ，不安症，うつ病を合併する患者が多いとの指摘があります[8]．また治療への反応性と治療前の状態を検討した報告では，治療反応性の低い群は治療前に個疹の炎症や痒み，表皮剥離が顕著であるのに加え，抑うつの程度が高かったと報告されています[9]．

これらのことから，結節性痒疹患者の中には潜在的に治療を要するうつ病や不安症の患者が存在する可能性を考慮し，精神医学的状態に留意する必要があると思われます．

# 慢性特発性蕁麻疹

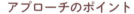

**アプローチのポイント**
- ストレスや疲労が悪化の要因となる．
- ストレス因子としては職業上の問題が主で，問題への現実的な対処がなされている．
- 責任感が強い，いい加減にできないという完璧主義の傾向がしばしばみられる．
- 自分の感情やストレス状態，疲労に気がつきにくいことがあり，心身相関に気づくことが治療上の鍵である．
- 患者・治療者間の信頼関係を構築することで，薬物療法の効果をあげやすくなる．
- 支持的な対応を心掛け，より柔軟なストレス対処スキルの習得をサポートする．

### 慢性特発性蕁麻疹とストレス

　慢性特発性蕁麻疹は，直接的な原因や誘因なしに皮疹を生じますが，その病態に関与する背景因子の中に，ストレスや疲労もあげられています[10]．

　慢性特発性蕁麻疹とストレスの関係について，蕁麻疹の患者ではその他のアレルギー疾患患者と比較して，ライフイベント（p.8参照）や自覚するストレスの程度が高いことが報告されています[11]．

　著者の外来に蕁麻疹を主訴として通院した慢性特発性蕁麻疹の患者について，ストレスとの関係を調べてみると，表V-1のように27人中，22人（81％）と大多数の患者でストレスによる悪化がみられました．ストレスの内容を，職業上の問題，家庭内の問題，友人関係など職場，家庭以外の社会生活上の問題，経済的問題にわけてみると，職業上の問題が16人と最も多くみられ，次いで家庭内の問題が6人にみられました．

　具体的には職業上の問題として，多忙，対人関係，転勤などがありました．また，疲労を悪化の要因とした患者は6人ありましたが，このうち4人が仕事の負荷に伴う疲労を訴えていました．慢性特発性蕁麻疹の悪化因子となるストレスを考える場合，職業上の問題とそれに関連した疲労が重要ではないかと思います．家庭内の問題としては，家族間の人間関係や介護の問題などがありました．ストレスは職業上の問題に加えて家庭内の問題を抱えるなど複合的になると，その対処がより難しくなります．

 ### 慢性特発性蕁麻疹と精神疾患の合併

　Konstantinouらのシステマティックレビューによると，その背景に何らかの精神疾患があったのは，慢性蕁麻疹患者のほぼ3人に1人で，その内容は睡眠障害，不安症，気分障害（うつ病など）であり，慢性特発性蕁麻疹の重症度や罹病期間との関連はなかったと報告されています[12]．台湾での人口ベースの研究では，慢性特発性蕁麻疹患者は精神疾患の合併や向精神薬の処方について，相対リスクが高いことが指摘されています[13]．

　著者の経験では，表V-1に含まれる症例以外に，うつ病などでメンタルケア科に通院歴のある慢性特発性蕁麻疹患者が少なからずありましたが，蕁麻疹の悪化に関与するストレス因子が特定できたケースはその3分の1程度でした．精神疾患の状態が患者の中で主たる問題ごとである場合，蕁麻疹の状態は患者にとって優先順位が下がるため，心身相関が見えにくくなっているのかもしれません．

### 表V-1　慢性特発性蕁麻疹の悪化に関与したストレス

|  | ストレスとなった問題 | 件数26件（重複あり） |
|---|---|---|
| 職業上の問題 | 職場の人間関係，多忙など仕事の負荷 | 16 |
| 家庭内の問題 | 家族との人間関係，介護の負担など | 6 |
| 社会的関係の問題 | 友人との関係，友人の疾病など | 2 |
| 経済的問題 | 介護に関する経済的負担 | 1 |

2017年2月から2024年12月までの間に通院した，慢性特発性蕁麻疹患者27人中，22人（81％）でストレスが悪化因子として関与していた．ストレスとなった問題は26件あった．

## ものごとの捉え方とストレス対処のスキル

表V-1にまとめた22人の慢性特発性蕁麻疹患者では，ストレス対処の仕方に関連して，0か100かの完璧主義的なものごとの捉え方が比較的多くみられました（p.25参照）．完璧主義傾向の人は責任感が強く，きちんとやらないと気が済まない，ミスのないようにやらねばならないというような態度でものごとに取り組みます．几帳面で真面目なので，期待される以上に役割をこなしたり成果をあげたりしますが，反面，寛容さに欠けるため，周囲の人の欠点やものごとのネガティブな面に気を取られてしまいイライラしやすく，自分はきちんとやっているのに，という不満や怒りを抱えながら我慢するということも起こります．

また，こんなことは誰にでもあるからストレスとは言えない，というストレスの過小評価も同時にみられることがあります．

このようなものごとの捉え方は，ストレスのもとでの自分の状態に気づきにくく，身体症状としての蕁麻疹の悪化につながります[14, 15]．

## アレキシサイミアと心身相関への気づき

アレキシサイミアは失感情症とも言われますが，自分自身の感情を理解することが苦手で，言語化することも苦手です．周囲の人の感情にも気がつきにくいので，現実的，具体的な出来事や状況にのみ意識が向きやすくなります．アレキシサイミアが背景にあると心身相関に気づきにくく，言語化しにくいこともあって，ストレス対処があまりうまくいかずに身体症状や行動に現れることがあります[14]．

慢性蕁麻疹の患者では，アレキシサイミアの評価尺度（TAS-20）が半数以上で高値を示し[16, 17]，そのスコアはアタッチメントの評価尺度（AAS-R）でみた，不安定型ア

タッチメントと正の相関，QOL (SF-36) と負の相関がみられたとの報告があります[17]．

　このことは，治療者が支持的に対応することにより，患者と治療者との信頼関係を診療を重ねて構築していき，患者の自立と安定を促すことが重要であることを意味していると思います．治療者とのやり取りがきっかけとなって患者が自らの感情と症状の関係に関心を向け，心身相関への気づきを得ることが大切です[18, 19]．

### 服薬アドヒアランスを高めるために

　慢性特発性蕁麻疹には，ファーストラインの治療薬である抗ヒスタミン薬（ヒスタミンH1受容体拮抗薬）が有効なことが多いですが，それでも複数の医療機関での治療を経て受診した患者が「内服していても出る」，「どの薬も効かない」と不満や不信感をあらわにすることがあります．

　また，治療していても蕁麻疹が出てしまうため，外出先で人に見られないかと不安になる，周囲の人に「どうしたの」と聞かれるのが嫌だと訴え，外出や人に会うことを避けるなど，日常生活上の行動が制限されていることもあります．

　このようなケースには，やはり完璧主義が見え隠れします．治療薬は即座に完全に蕁麻疹を抑えるべきものだ，人前で蕁麻疹が出ていることはあってはならないというような融通の利かない捉え方がありそうです．さらに，自分の蕁麻疹はそう簡単に治らない難しい蕁麻疹なのだという様子が感じられる場合には，疾病への逃避もあるかもしれないと頭の隅に置いておきます．

　実際には，服薬期間が短すぎたとか，ある程度治療効果は上がっていたのに継続していなかったなど，アドヒアランスの問題がしばしばみられます．

　対応の方法として，あらかじめ抗ヒスタミン薬の効果の出方について説明しておきます．つまり，紅斑や痒みは多少出没が続いても，膨疹が出にくくなれば当初の治療効果としては良好であるとし，その目標を患者と共有しておきます．そして内服していても，日によって症状の変動はあるので，どのようなときに症状が落ち着いているか，どのような時に悪化するのかを日記に記録するなどしてモニタリングしてもらいます．これまで内服したことのない抗ヒスタミン薬があれば，スタートとしてはやりやすいかもしれません．

　効果があれば当然継続して，安定してから徐々に減量します．その際，著者はよく高跳びをたとえにしています．バーを余裕で飛んでいるときには膨疹，紅斑，痒みもないこと，減量してちょっと足りないとバーに足がひっかかるので，紅斑や痒みが出

てしまうこと，できれば20cmくらい上（イメージです）を飛んでいたいことを話します．患者にとっては自分で判断できる具体的な効果判定の目安をもつことが大切で，何より患者・治療者の信頼関係が基礎になります．

治らないほうがいい？
## 疾病利得と疾病への逃避

疾病利得（gain from illness）とは，何かしらの疾病やその症状によって得られる，心理・社会・経済的利益のことです．病気になったときに，周囲の人から親切にされたり大切にされたり，仕事や責任ある役割をしないで済むというように，疾病や症状がもたらす現実的な利益のことをいいます．

似た言葉に疾病への逃避（flight into disease）があります．これは，ストレスごとや何か困難な状況が目の前にあるときに，疾病や症状を理由にしてそこから逃れることです．例えば，仕事の上でストレス状況が予想されるときに，持病の症状が悪化して仕事を休むというような場合です．また，大事な試験やスポーツの試合のように，緊張を強いられる状況が迫ってきたときに症状が悪化して，結果的に休むという場合も疾病への逃避の可能性があります．慢性の炎症性皮膚疾患が心身症として経過している際には，疾病への逃避は程度の差はあれ，ときどきみられます．

この痒みがなければもっと集中して勉強できるのに，もっと仕事でも成績を上げられるのにという思いは，言い換えれば痒みのせいで思うように勉強や仕事ができない，痒みが悪いのだということになります．

同じような状況が繰り返されていたり，治療者の期待通りに治療効果が上がらないというような場合は，疾病への逃避があるのではないかと考えてみるとよいかもしれません．

ただ，疾病への逃避といっても，本人は意識的にしているわけではないので，実際に症状が悪化してつらい思いをしています．もっと厳しい状況を避けるための必要な手段，逃げ道として疾病に逃避しているのかもしれません．

患者自身の気づきが大切ですが，やたらに指摘することは避けたいところです．患者・治療者の信頼関係を構築した上で，「何だか，それ言い訳に使っていませんか？」と尋ねてみると，「・・・あ，そうかもしれません．そう，言い訳です」という返事が返ってくることもあります．

ものごとの優先順位をつけるとか，柔軟なものごとの捉え方，多様なストレス対処スキルを身に付けるようにサポートしていくと，もっとのびのびと自己実現に向かうことができるようになり，疾病に逃避する必要も自然となくなると思います．

## 慢性特発性蕁麻疹に対する心身医学的アプローチ

　心理社会的要因は本症の悪化因子の1つであることを，治療者が念頭に置いて診療することが求められます．患者の抱える不満や不安を理解し，支持的な対応を心がけることが大切です．患者と治療者が共に解決に向けて役割を果たしていくという信頼関係を築くことは，アドヒアランスの向上や不安・不満の軽減につながります．

　ストレス因子として多い，職場・家庭の対人関係については，患者はしばしば現実的・表面的には対処しているように見えます．問題ごとに対応できないというよりは，その状況で負荷がかかっていることや，自分自身の感情に気づきにくいことが問題のように思われます．その時に自分はどう感じたのかを繰り返し問いかけたり，フェイススケールを使ったりして，自分自身の気分や感情の変化に意識を向けるように促します．

　疲労も悪化要因の1つですが，患者は心身の疲労にもなかなか気がつきにくい可能性があります．早めに気がつくことができるよう，あらかじめストレスサイン(p.7参照)を知っておくように勧めます．また，無理を続けないこと，リラックスした時間を確保することなど生活習慣の改善を図ります．

　完璧主義の傾向に対しては，視点を変える，ものごとや他人のよいところに注目するなどを意識的に実行してみること，仕事や役割は自分が引き受けるばかりでなく，思い切って他人に任せてみるなどの行動修正を勧め，より柔軟な対応ができるようにサポートします(p.11, 25参照)．

　精神疾患の併存については見極めは簡単ではありませんが，睡眠障害が続く場合や就業など社会生活に支障が出ている場合は注意が必要です．メンタルケア科の通院歴がないかなど，直接聞いてみることも大切です．

# 乾癬

> **アプローチのポイント**
> - ストレスは重要な悪化因子である.
> - アレキシサイミア,怒りの抑圧に留意する.
> - 皮膚をいたわり,刺激を避けるスキンケアを実践する.
> - 自分自身を大切にするセルフケアを勧める.
> - 治療のモチベーションを維持していくことが大切である.
> - 患者の自己実現をサポートする.

## 乾癬の悪化因子としてのストレス

　日本乾癬学会主導の調査で,乾癬の悪化因子としてストレスをあげる患者の率は,2003年の報告では6.4％(対象28,628例)とされますが[20],以後,2011年には14.4％(11,631例)[21],2018年には16.6％(9,290例)[22],2021年には41.9％(15,287例)[23]と年々増加傾向にあり,また悪化因子の筆頭にあげられています.

　Roussetらのシステマティックレビュー[24]においても,31～88％のケースでストレスが悪化因子として関与するとの報告があります.

　このことは逆に,患者のストレスマネージメントがうまくいけば,悪化因子の大きな部分を軽減できる可能性を示していると思います.

　ストレスが悪化因子であると医療者に説明されたり,自分で気づいたりしていても,実際にどのように行動すればいいのかがわからない,という患者は少なくないのではないでしょうか[25].

## 患者の抱えるストレス因子

　ストレスとなる問題ごとは(p.9参照),40～60代の世代ですと,自分自身の健康問題,親の介護や看取り,子どもの就職や結婚,配偶者との関係,職場での責任の重さや人間関係の難しさが一般的ですが,乾癬患者が自覚するストレス因子としては,家族の病気,看取り,別居や離婚などの家族の問題が多く,患者の精神健康度に影響

を及ぼしているとの報告があります[26]．そのような視点で見ると，乾癬も皮膚心身症と言えるでしょう．

一方で，Roussetの総説[24]を参考にすると，患者が自覚するストレスの大部分は乾癬そのものに密接に関係する負荷であるかもしれません．つまり乾癬の悪化や，またいつ悪化するかという心配，症状のわずらわしさに加えて，周囲の人の無理解から不適切で差別的な態度をとられることを日常的に経験しているという問題があります．

患者は拒絶されていると感じたり，社会的に孤立したり，自信を失い，身体的活動，就業など社会活動に支障をきたすことにつながります．大多数の患者は皮疹部位が見えないような服装を考えたり，スポーツなどの身体活動を避けたりして生活することになり，当然ながらQOLの低下やスティグマの問題を引き起こし，それらによってメンタルヘルスへの影響を及ぼす可能性があります[24]．

この状態は，家族の問題など疾患以外の悪化因子となるストレス（川の上流）を，疾患から派生する心理社会的問題（川の下流）が包み込むような，二重構造になっているように見えます（p.2参照）．

## 乾癬患者の精神医学的特徴とアレキシサイミア

乾癬患者では抑うつを有する患者が多いこと，抑うつと乾癬が相互に悪化要因になること，希死念慮があることなどがいわれていますので[25, 27]，配慮して診療にあたり，抑うつ症状が目立てば，メンタルケア科の受診を勧める必要があります．

幸野は乾癬患者の心理社会的特徴を示すいくつかのキーワードを上げています[25]．著者なりにそれを整理してみると，不安が強い，神経が細やか，責任感が強い，仕事熱心，まじめ，完璧主義という不安症的傾向，自己評価が低い，問題回避という完璧主義の裏返し（0か100の0，投げ出すに相当），潜在する怒りとそれを表出できないジレンマ，感情を抑え込む，失感情というアレキシサイミアの傾向と言えるのではないかと思います．

乾癬とアレキシサイミアに関する総説によると，アレキシサイミアは乾癬患者の28％にみられたとされ[28]，一方，乾癬の治療がうまくいくことで，アレキシサイミアは回復し，不安と抑うつの程度にも改善がみられたという報告があります[29, 30]．このことは不安と抑うつと共に，アレキシサイミアが乾癬を有していること自体に深く関係している可能性があり，身体的治療が効果的に実施されることがきわめて重要であることを示唆していると思います．

## 乾癬に対する心身医学的アプローチ

　患者は社会に適応して現実的に行動しているように思われ，あまり感情を吐露することがありません．アプローチの取っ掛かりが見つけにくいので，そんなときは身体（皮膚）に直接アプローチするというのが1つの方法です．

　乾癬ではケブネル現象により皮疹が悪化するので，当然ながら外的刺激を避けるスキンケアを含めた生活指導が大切です[31]．

　乾癬患者には痒みがある場合のみならず，痒みがなくても掻く，鱗屑を取るという掻破行動がみられることがよくあります．指摘して自覚してもらうことが必須ですが，スクラッチ日記(p.32参照)はこの場合，あまりうまくいかないかもしれません．患者に受け入れてもらうためには皮疹部を触りながら丁寧に説明することにしています．例えば，

　「ここの鱗屑，めくれてくるのを取ったりしませんか？」

　「お風呂で全部取ります」

　「そうすると皮膚が傷んでまた出てきてしまうので，皮膚に優しくしましょう．自分の皮膚ですから」

　同様に頭皮の場合も触りながら，

　「シャンプーするとき，ゴシゴシ強くやりませんか？」

　「フケが出るのが嫌なので，ゴシゴシ洗ってますね」

　「自分の皮膚ですからね，優しく，お豆腐の表面をなでてつぶさないような力加減で洗ってくださいね」

　自分の皮膚に優しくすることは，自分自身に優しくし大切にすることなので，気持ちを和らげる効果があり，副交感神経を刺激します．

　鱗屑を取り去るとか皮疹をなくすという対立的な構図から，傷ついている自分の皮膚をいたわり，ケアすることで皮膚を含めた自らの心身がより健康な方向に向かっていこうとするセルフケアへのアプローチです．

　心身相関への気づきは，皮膚心身症ではいつも大切な鍵ではありますが，乾癬の患者の場合，抑圧された感情や潜在的な怒りなどが表出された際に，受け止める側のスキルが要求されますので，この身体への直接的なアプローチは実践しやすいのではないかと思います．

Chapter

V

疾患各論

**モチベーションの維持と自己実現**

　心身医学的にみて，薬物治療の効果を高める1つのポイントとして，患者の治療意欲を高めてアドヒアランスを上げること，そして治療に対するモチベーションを維持することがあります．そのためには治療者が，残っている症状だけでなく，よくなった部分に常に注意を向けて，患者のセルフケアに対し支持的な対応を継続することが大切です(p.41参照)．

　期待される効果が見えない場合には疾病への逃避(p.87参照)の可能性もあるので，より一層患者の生活環境やものごとの捉え方(p.10参照)について考えてみる必要があります．

　期待通り治療が奏功し，患者の生活の中に余裕が見え始めたら，仕事や趣味などなんでもいいので患者が興味のあるものを勧めてみるとか，何か取り組んでいることがあれば様子を尋ねてみるなど，患者の自己実現に関心をもつようにするとよいと思います．その理由の1つは，患者の生活や意識の中で「乾癬がよくなる」ことがそれまで大きな位置を占めていた場合，その課題が消退していくと何をすればよいかわからないということになるかもしれないからです．患者にとって信頼のおける治療者が伴走者として継続的にサポートし，患者が少しずつでも確実に自己実現を達成していかれるとよいと思います．

# 掌蹠膿疱症

> **アプローチのポイント**
> - QOLへの影響は重症度と関連し，女性患者や喫煙者でより影響が大きい．
> - うつ病などの精神疾患の併存に注意する．
> - ストレスで悪化することが多く，家族の問題がストレス因子として想定される．
> - ストレス下の搔破行動がある場合は，その行動修正が効果的である．
> - 禁煙や生活習慣など行動面の課題に取り組み，セルフケアの達成を目指す．

## 掌蹠膿疱症のQOLへの影響

　日本皮膚科学会による掌蹠膿疱症診療の手引き[32]を参考にすると，掌蹠膿疱症が患者のQOLに及ぼす影響は深刻で，重症度と関連するのみならず，女性患者や喫煙者でQOLへの影響がより大きいとされています．手掌という人目につきやすい部位に皮疹があることで，ボディイメージにも関わる問題です．

　通常，症状の改善に伴いQOLへの影響も軽減すると考えられるので，薬物療法などの治療へのモチベーションを維持していかれるよう，支持的な対応を心がけることが大切です．

　本症は中年女性に多いことから，Chapter Ⅳで紹介したような，愁訴としての受け止めや患者に寄り添った共感的な対応が効果的と思われます（p.66参照）．

## 掌蹠膿疱症患者の精神医学的側面

　掌蹠膿疱症には数％から3分の1程度にうつ病などの精神疾患が併存することが指摘されているため注意を要します[32〜35]．併存する精神疾患の状態や経過は掌蹠膿疱症の症状や治療意欲に影響します．

　著者の経験では，うつ病の症状が悪化すると禁煙が守られなくなって皮疹が悪化する症例や，うつ病に伴う頭痛や肩の痛みが起きると膿疱が出現すると話す患者もいました．このようなときは意欲が低下し，外用療法もおろそかになりがちですが，できる範囲で行えばよしとしています．

## 掌蹠膿疱症の悪化因子としてのストレスと搔破行動

　掌蹠膿疱症の大多数の患者がストレスで悪化すると捉えていて，不安の度合いも高いことが指摘されています[36, 37]．本症が好発する中年女性であれば，家庭内の問題，特に家族間の対人関係や介護，看取りといった問題が一般的なストレス因子となります（p.10，表Ⅰ-4参照）．このようなストレス因子を想定し，傾聴するとともに，経過を通して支持的に寄り添う姿勢が望まれます．

　著者は家族間の対人関係ストレスが搔破行動を誘発し，顕著に悪化していた患者に対し搔破行動の修正や代替行動（p.35参照），簡単なストレス対処スキル（p.37参照）を提案したところ，足底の皮疹が急速に改善した症例を経験しました．

搔破行動への対策としてスクラッチ日記(p.32参照)も効果的と思われますが，患者は日課のように「剥けてきた皮を取る」という場合が多く，それを自覚しているので，上手に指摘するだけでもやめられることがあります．乾癬の項で述べましたが，気になるもの，不快なもの(鱗屑)を取り去るという態度から，自分の皮膚，すなわち自分自身を大切にするセルフケアに切り替えていくのがよいと思います．

### 掌蹠膿疱症患者の行動面の課題

　本症における行動面の課題をあげてみると，禁煙，感染病巣の治療，搔破行動の修正，治療へのアドヒアランスの向上と維持，ストレス対処スキルの向上，生活習慣の見直しなど，皮膚の状態のみならず心身の健康につながる重要項目がいくつもあるように思います．なかなか容易ではない課題もあるかもしれませんが，患者がセルフケアを達成するために，根気よくサポートしていくことが大切でしょう．

　禁煙については，行動面の課題以外の複雑な側面があります．しかし，喫煙は掌蹠膿疱症の重症化のリスクとも指摘されているため[32, 38]，禁煙のための働きかけを繰り返し，行動修正を促すことが望まれます．

## 尋常性痤瘡

> **アプローチのポイント**
> - 尋常性痤瘡は思春期，成人共に心理面への影響が大きい．
> - 思春期は外見の問題に敏感であり，痤瘡は自尊心の低下や不安，抑うつを招きやすい．
> - 成人の患者の心理社会的影響として，女性患者，重症例，経過の長い例では抑うつ，不安の併存に注意する．
> - 搔破行動が大多数にみられるため，スクラッチ日記を用いるなどして行動修正を図る．
> - 早期からの適切な薬物療法とともに，患者の心理的負担を傾聴し，支持的に対応していくことが求められる．

## 尋常性痤瘡患者の心理社会的問題

　尋常性痤瘡は，ありふれた疾患でありながら特に女性の患者で心理面への影響が大きいことがわかっています[39, 40]．顔面に皮疹を有することなどから外見の問題と密接で，自尊心の低下を招き，緊張しやすいとか抑うつや不安になりやすいといった影響があります．これらの心理的な影響は痤瘡そのものの影響と相まって，患者のQOLを低下させます[41]．

　診療にあたっては，患者の抱えている心理的な負担が複雑で思いのほか深いことを理解し，個々の患者がどのような心理状態にあるのかを汲み取り，共感的態度で対応することが大切です[42]．

## 尋常性痤瘡と抑うつ，不安

　患者は抑うつや不安を合併しやすいことに留意する必要があります[43]．抑うつは一般人と比較して，2，3倍の頻度とされ[40]，痤瘡の重症例で併存率が高くなることが示されています[39]．不安は女性患者で，痤瘡の発症が早いこと，経過が長く重症例で多い傾向があるとされます[40]．さらに，まれではあるものの希死念慮が懸念される場合もあり，女性患者，痤瘡の経過が長い，また瘢痕を形成するような重症例では注意が必要です[44]．

　20歳未満の思春期の患者について，わが国での質問紙による疫学調査では，痤瘡を有する群では痤瘡のない群と比較して，精神健康度の低下とより顕著な抑うつ気分がみられ，いずれも男子よりも女子で有意に変動していたことが示されています[45]．海外からの疫学研究の報告では痤瘡の顕著な群では，そうでない群と比較して精神健康上の問題を抱えやすく，希死念慮をもちやすいと報告されています[46]．

　思春期はことに外見の問題に敏感であり，自尊心が低下しやすく，不安や抑うつを招きやすいと考えられます（p.57参照）．痤瘡に密接な心理的問題は思春期の患者にとっては大きな負担になります．さらに痤瘡が遷延すれば成人となってからもまた複雑な心理的負荷を抱えることになりますので，早期に適切な治療[47]を導入することが何よりも大切になります．

## 尋常性痤瘡とストレス，搔破行動

先に紹介したわが国の疫学調査[45]では，痤瘡の悪化因子として，6割以上がストレスにより悪化すると考えているとの結果でした．小林は実臨床の場で思春期の患者では学業の，成人では仕事上のデイリーハッスルズにより大多数の患者で痤瘡の症状が悪化すること，さらに就職や結婚のようなライフイベントが痤瘡に関与するストレス因子になることもあるとしています[48,49]．

Aslan Kayiranらの総説[40]では，いくつかの論文のデータから痤瘡患者の50～80％が心理的ストレスを感じたときや感じた後に痤瘡が悪化するとの結果を紹介しています．また，ストレスが痤瘡を悪化させる身体的な機序として，ストレスに対する身体の生理的反応（p.5参照）に脂腺系の反応が関与することが推察されています．

一方，ストレスに対する不適切な行動として，小林は痤瘡患者のほとんどにストレス状態での搔破行動があることを指摘しています[48]．摩擦や圧迫がかかりやすい頬骨や下顎骨の部位に痤瘡の皮疹を多く認めるという，臨床像の特徴があります．

林らの患者アンケート調査（139名）でも何らかの搔破行動は89.2％にみられ，何となく触る，つぶすが多いとしています[50]．

患者の心理社会的状況について傾聴し，治療者がストレス下の搔破行動を指摘してその修正方法を指導することによって，患者は心身相関に気づき，行動修正が比較的容易に実行されます．スクラッチ日記も効果的で，短期間に著明な改善が得られることもあります（図V-1）．

搔破行動が顕著な例はacné excoriéeと呼ばれる病型に相当し，DSM-5では強迫性が重視される皮膚むしり症に分類されています．

## 尋常性痤瘡に対する心身医学的アプローチ

前述したように，痤瘡が患者の大きな心理的負担になることを認識し，患者の心理社会的側面について傾聴し支持的に対応することが求められます．

思春期の患者は打ち解けないとあまり自分から語ってくれないので，治療者が相手のペースや興味にあわせて，信頼関係を構築していくようにします．早期に適切な治療を導入しモチベーションを維持していくことで，成人に至って心理的負担が複雑化することを予防できる可能性があると思います．

搔破行動は高率に認められるため，アプローチの糸口として搔破行動の修正は必須

## ● スクラッチ日記

| 日付 | 時間 | 掻いたり、こすったりした部分 | 痒み | きっかけ・状況 | MEMO |
|---|---|---|---|---|---|
| 5/18 | 10:15 | ひたい | 有・無 | ストレス、いかる事があり | |
| / | 12:00 | あご | 有・無 | 無意識 | |
| 5/19 | 14:30 | ほほ | 有・無 | いかる事があり | |
| / | 18:00 | 〃 | 有・無 | 〃 | |
| / | 21:30 | あご | 有・無 | 本を読んでいて | |
| 5/20 | 20:30 | あご | 有・無 | 資料をつくっていて | |
| 5/23 | 9:00 | あご | 有・無 | 調子がよくなくて | |
| / | 18:30 | あご | 有・無 | 食事中 | |
| / | 21:00 | あご | 有・無 | 本を読んでいて | |
| 5/25 | 12:30 | あご・ほほ | 有・無 | 空腹 | |
| / | 13:00 | 〃 | 有・無 | いらだち | |
| / | 18:45 | 〃 | 有・無 | 〃 | |
| / | 21:15 | 〃 | 有・無 | 〃 | ニキビをいじるから |
| 5/26 | 8:00 | ほほ・あご | 有・無 | いらつき、だるさ | へった |
| / | 10:15 | ほほ | 有・無 | 調子がよくない | されていると気がつくので |
| 5/28 | 13:30 | ひたい・ほほ・あご | 有・無 | いらつき、つらい | とめられる |
| / | 16:00 | ほほ・あご | 有・無 | 本を読んでいて | |
| / | 19:30 | | 有・無 | 無意識 | |
| 5/30 | 14:20 | あご | 有・無 | いらつき | |
| / | 15:40 | 〃 | 有・無 | 〃 | |

**図 V-1　尋常性痤瘡患者のスクラッチ日記**

日記に記載することにより，掻破行動を明確に自覚することができる（自験例をもとに著者が作成した記載例）．

　ともいえます．スクラッチ日記などで掻破行動の修正を図りつつ，患者が自分の気持ちを言語化できるようにサポートしていき，また並行してストレス対処スキルの向上を図ります．

　痤瘡に基づく心理社会的負担は，疾患の改善により軽減していきますが，抑うつや不安の傾向が遷延するようであれば，メンタルケア科への受診を促すのがよいと考えます．その際には，一般健康調査票（GHQ）のような簡易心理検査を実施し，参考にするのも1つの方法です．

# 円形脱毛症

> **アプローチのポイント**
> - 発症や経過に関与するストレスごとについては，数ヵ月前までさかのぼって聴取する．
> - 容貌，外見の問題が深刻であることに配慮する．
> - 傾聴，支持的な対応が基本である．
> - 脱毛症があっても○○ができる，というように捉え方を変えていく工夫をする．
> - 不安，抑うつ症状に留意する．

## 円型脱毛症とストレスの関係

　円形脱毛症は狭義の皮膚心身症に該当することが推測されるものの，ストレスの関与については科学的に明らかにはされていません[51,52]．

　実際に臨床の現場で円形脱毛症の患者について心理社会的なエピソードを軸に経過を検討すると，円形脱毛症に先行するストレスとして，家族構成の変化や仕事の負荷が関与したと思われる症例報告があり[53]また著者の経験では職場の人間関係，責任の変化，家族の不和や葛藤が影響したと思われる症例がありました．

　アトピー性皮膚炎のように，ストレス下で搔破行動が誘発され，皮膚症状の悪化に至る一連の出来事が早い経過ですぐに確認できる病態とは異なり，ストレス状態が先行していても，発症までの期間が長いことが円形脱毛症に関与するストレスを特定しにくく，また関係を見出すことを難しくしていると思われます．

　そのため円形脱毛症においては，ストレス因子として，ライフイベントとデイリーハッスルズの両方について，発症の数ヵ月前までさかのぼって聴取する必要があります[54]．その上で，ストレスとなる問題ごとと脱毛との時間的関係や，ストレスの強度と脱毛との関係を検討して，ストレスが発症や経過に密接に関与したと判断できれば，皮膚心身症の診断に至ります[54]．患者自身が心身相関に気づくことができれば，より確実です．

## 悪化因子としてのストレスへの対応

　皮膚心身症と判断される場合は，必要に応じて患者のストレス対処スキルの向上を図ります．ストレス解消（発散と休息）やソーシャルサポートを得ることなどが，簡単に取り組める方法です（p.37 参照）．

　また，ものごとの捉え方（認知）がストレス対処を困難にしている場合は，その見直しを図ります．すべき思考（かくあるべし，～でなければならないと考え，ほかの選択肢がなくなる）が見られることがあります（p.25 参照）．

## 円形脱毛症から派生する心理社会的問題

　疾患から派生する心理社会的問題には，QOLへの影響や疾病負荷，社会生活への不適応といった問題が含まれます．

　円形脱毛症の場合，容貌や外見の変化による社会生活への影響が特に深刻です．頭髪，眉毛，睫毛，ひげは自己表現の手段でもあり，他者への印象に大きな影響を与えるなど，社会生活上重要な役割を担っています[55]．そのため，脱毛により毛髪を失うことは，あるべきものを失うという器官喪失感を伴い，劣等感や自信の喪失，積極性の低下，不登校，引きこもりなどの原因にもなり得ます[55]．

　自己の外見についての自分自身の見方をボディイメージといいますが，外見の変化はボディイメージの低下を介してQOLに影響を及ぼします．Cutaneous body image scale（CBIS）日本語版は，皮膚に関するボディイメージの評価尺度で脱毛症の患者にも用いることができます[56]（p.69 参照）．

## 心理社会的問題への対応

### 傾　聴

　患者の抱える問題ごとをよく理解して，ともに解決に向けて工夫や努力をしていこうという態度で臨むことが大切です．正しい診断や評価，治療の計画，経過の見込みなどについて丁寧に説明することで，患者の不安は軽減し，今後の治療に対する意欲を高めることにつながります．一種のソーシャルサポートとしても，心理的な負担を軽減することに役立ちます．

### 行動科学的アプローチ

社会生活上，行動が制限されているような場合は，脱毛症があるために〇〇ができないという考え方に捉われていることがあるので，脱毛症があっても△△はできる，のように，ものごとの捉え方を変えて行動していく，行動科学的なアプローチを試みることができます[57, 58]．無理に行動を変えるのではなく，ハードルを下げてできそうなところから試みることにします．うまくいった，という成功体験を増やしていくことが大切で，不安を軽減して自信をつけていくことに役立ちます．

### ウィッグの使用を検討する

ウィッグの着用は患者のQOLを改善し，社会生活への積極性や自信を増すのに役立つことが示されており[59]，円形脱毛症診療ガイドライン2024では，「推奨度1．使用する希望がある患者には勧める」と記載されています[51]．

一方で，ウィッグによりQOLの改善はみられるものの，不安は解消されず，遷延することにつながるとの指摘があります[52]．実際，ウィッグを使用することで社会生活上，より積極的になれる一方で，場面によってはウィッグが取れてしまうのではないかという不安や，周囲の人に告白する必要に迫られるような葛藤状況を生じることがあり得る[58]ためではないかと思われます．

## 円型脱毛症と不安，抑うつ

成人の円型脱毛症患者は不安，抑うつ傾向などのメンタルヘルスの問題を合併する頻度が高い可能性があること，アレキシサイミアの程度が高いこと，ストレス対処の問題があることなどが指摘されています[52]．小児の患者でも，心理的負荷が高いこと，不安，抑うつの頻度がより高いことが報告されています[52]．

円形脱毛症の背景に不安や抑うつがもともとあるのか，円形脱毛症に伴って生じたものなのかという点は明らかではありません．最近のシステマティックレビューおよびメタ解析によると，円形脱毛症の3分の1以上に，不安症状や抑うつ症状があり，不安症やうつ病への移行に注意が必要であり，円形脱毛症の7〜17%が診断基準に合致した不安症またはうつ病を合併しており，その治療を必要とすることが示されています[60]．また，円形脱毛症を有する場合，同胞と比較してうつ病を伴う相対リスクが高く，また，逆にうつ病を有する場合，円形脱毛症を伴う相対リスクが高く，双方向的な関連を示唆する人口ベースの研究があります[61]．

臨床の現場では，不安や抑うつ症状がみられた場合には，不安症やうつ病の発症に

注意して経過観察し，発症や併存の可能性がある場合は，メンタルケア科の受診を勧めるなど，専門家につなげることが望ましいと考えます．

# 抜毛症

> **アプローチのポイント**
> - 抜毛症は身体集中反復行動の1つに位置づけられる．
> - 学童期の子どもは，寄り添いつつ成長を見守る姿勢で対応する．
> - 子どもがリラックスできるように環境調整を図る．
> - 抜毛行為を減らすこと，言語化を促すこと，自己表現することを治療目標として取り組む．
> - 成人例は精神疾患を基盤とすることがあり，メンタルケア科での治療を要する．

## 抜毛症の精神医学的特徴

　抜毛症はDSM-5では身体集中反復行動として，その強迫性が重視される精神疾患群の1つに位置づけられています（p.59参照）．身体集中反復行動とは皮膚や毛髪・爪など身体を対象とした反復行動を指し，それをやめようと試みるという点で特徴づけられる疾患群を指します．

　抜毛症の患者が成人の場合は，うつ病などの精神疾患を基盤とすることがあるので，精神医学的治療が必要となります．そのため著者は，皮膚科に継続して通院予定の患者でも，メンタルケア科での治療を主体としていくように勧めています．

　一方，本症の好発年齢である学童期の子どもの場合は，以下のようなアプローチで改善するケースを経験するので，むしろ窓口となる皮膚科や小児科で基本的な対応をしていくことが望ましいのではないかと考えています．

## 抜毛行為は嫌な気分を解消するための手段

　抜毛行為は，主に嫌なことや不安，イライラ，つらい気分などが先行して，心因反応的に生じます．毛を引き抜こうとするときの緊張感に引き続き，抜いた瞬間にすっ

きり感，満足感，快感，安堵感が得られることで，不快な感情が軽減されます．抜毛することは本人もわかっているものの，なかなかやめることができません．

「髪の毛を抜くのはストレスのあてどころのようになっていて，嫌なことを解消するのはそれしかなく，くせになっているのでやめることはできない」と話してくれた患児もいました．

また，なんとなく無意識に抜き始める，気づくと抜いている，手が勝手に動いてしまうというような，常同的な抜毛行為も見られることがあります．この場合，きっかけとなる明らかな心因が見当たらず，患児もあっけらかんとしていることがあります．常同的な抜毛行為は，心因反応的な抜毛行為に比べて行動修正が難しいと考えられます．

### 抜毛症の誘因となる心理社会的背景

学童期の子どもの場合，発症や増悪時のストレスや抜毛行為の誘因としては，学校での問題と家族関係が重要です（p.58参照）[62]．

家族関係については，下のきょうだいの有無と患児との関係などから始めると進めやすいと思います．母親の状況が大切で，手のかかる下のきょうだいがいるなど，母子の愛情をめぐる葛藤や[63]母親の仕事が多忙で余裕がない[64]，健康上の問題を抱えて，子どもに十分に関わることができない状態などが要因としてあります．父親についても，患児への関わり方などの点に留意します．親の過干渉や厳しい教育姿勢，教条主義的・完璧主義的なものごとの捉え方，両親の不和などが影響することがあります．

学校については，学業の状況や友人関係，教師との関わりについて尋ねます．荷の重い役割についた，成績不振，親しい友人が転校した[64]，教師に叱責された，塾の予定が詰め込まれているなどの要因が関係することがあります．主な社会生活の場が学校なので，外見上の変化は対人関係に影響し，自己肯定感の低下やいじめの対象になる，仲間外れにされて孤立するといった問題を生じることもあります．そのような疾患に起因する心理社会的負荷が，また抜毛行為の誘因になり，悪循環を招きます．

診察室では支持的に対応するよう努め，患児の得意なことや好きなこと，興味のあることを話題にするなどして，リラックスして話せるような雰囲気を作るようにします．

### 学童期の抜毛症への対応

学童期の子どもへの対応としては，抜毛行為の行動修正を図りつつ，自分の嫌な気

分などを言語化して，不適切な行動に向かわないように促します．自由に自己表現することができるよう寄り添い，成長を見守る姿勢で取り組みます．そして自分らしくいられる，好きなことに打ち込める状態，つまり自己実現を治療の目標とします．経過中，これらがある程度できていればよしとして治療を継続します．

そのために，家族には受容的な態度で，子どもが我慢することなく感情や欲求を表現できるような環境作りを心掛けてもらいます．抜毛行為を叱責するなど否定的な捉え方は禁物です．塾や習い事などの子どもの過剰な負荷を減らすことも大切です（p.57参照）．

抜毛症の子どもは手先が器用なことが多いので，折り紙や手芸，編み物などを勧めて，持参してもらった作品をほめるのもよい方法です[64]．

## 抜毛行為の修正を図るには

心因反応的な抜毛行為は，ハビットリバーサルによる行動修正として，別の習慣に置き換える工夫をします[65]．抜毛行為のきっかけとなる不快な感情に気づいたときや髪の毛をいじっているのに気づいたら，代替行動として手を組む，手の上に何かを乗せる，手の上に座るなどを試みます[62]．親には抜毛を見かけたら代替行動を提案してもらうことにします．

また，深呼吸やリラックスボール（p.35参照）などでリラックスできるような状況（時間や場所）を見つけておきます．

常同的な抜毛行為は修正しにくいですが，「抜毛しない」という行動に変えていくための，条件反射制御法を応用したアプローチもよいと思われます[66, 67]（p.34参照）．例えば，本人と相談して「私は，今，髪の毛は，抜けない」のような文言を"おまじない"として決め，「私は，今」に合わせて，右手，左手の順に胸の前に重ね，「髪の毛は」で胸の前で両手を開き，「抜けない」で両手を組むという一連の動作を組み合わせて，1日10回実行するという具合にします．できた日には，母親からご褒美をもらうというようにあらかじめ決めておきます．あるいは受診日に治療者からご褒美としてシールなどをあげるのもよいでしょう．

髪を短くする，バンダナを巻いて頭部をきっちり包む，ぴったりした帽子をかぶる，なども行動修正に役立ち[64, 65]，患部を隠す効果もありますが，子どもの希望に沿うことが大切です．

103

## あえて抜毛行為に焦点を当てないことも

　常に子どもの成長を見守るような姿勢で支持的な対応を継続していきますが，あえて抜毛行為に焦点を当てずにいくことも，1つの方法と考えます．抜毛行為を修正しようとする治療者や親が熱心になるほど，やめたいと思ってはいるがやめられない自分を責めることにつながりかねないからです．

　心因反応的な抜毛行為は，子どもが学業や友人関係に自信をもてると自己肯定感につながり，改善が得られることを経験します．親にはどんなことでもよいので，とにかく子どもをほめてもらいます．抜毛行為を話題にはせず，それ以外のことや子どもが好きなことを積極的に話題に取り上げて，親子のコミュニケーションをとるようにします．

## メンタルケア科，児童精神科の受診を勧めるとき

　抜毛行為の修正を図る行動療法および支持的アプローチを継続しても，行動修正ができない場合や，言語能力は高いのに行動修正が進まないなど，進捗がアンバランスな場合には，発達障害や精神科疾患の合併を考慮する必要があります．

　発達テストなどによる発達障害の評価や検討を要するため，メンタルケア科や児童精神科への受診を積極的に勧めます．その際，受診に抵抗感を示す親もいるかもしれませんが，よりよい方向に援助が得られること，適切な治療法があることを伝えるようにします．

　子どもの抜毛症に適切な対応をとることにより治癒に導くことができれば，問題を思春期，成人期にまで持ち越さずにすむ可能性があります．子どもの将来を見据えた積極的な対応が求められるところです．まずは皮膚科や小児科の診療の現場で，できることから少しずつでも取り組んでいくのがよいと思います．

# 原発性局所多汗症

> **アプローチのポイント**
> - 部位により腋窩，手掌，足底，頭部・顔面の多汗症がある．
> - 交感神経緊張状態に過度に反応して発汗を生じる．
> - 多汗症の症状が引き起こす問題が，不安や心配の元となる悪循環がある．
> - 患者の困りごとを共感的に受け止め，対応する．
> - 不安症の併存に留意する．
> - 交感神経の緊張を緩和するため，リラクゼーションを勧める．

## ストレスに過剰に反応して発汗を生じる

　原発性局所多汗症は，交感神経緊張状態を引き起こすような精神的な負荷に過度に反応して発汗を生じ，それが持続するもので，部位により腋窩多汗症，手掌多汗症，足底多汗症，頭部・顔面多汗症があります．

　腋窩と頭部・顔面の発汗は，温熱刺激で誘発される温熱性発汗もありますが，これらの部位は，発汗の閾値が低く，比較的低体温でも発汗を生じます[68]．

　発汗がストレスによる交感神経緊張状態で生じることから，原発性局所多汗症を心身症とも捉えることができます．ストレスとなる状況としては，戦うか逃げるか，という緊急事態を生き延びようとする場面ですから，発汗を生じるのは目的にかなっているといえます[69]．今日の生活では，例えば人から注目されるような場面，他人の視線を浴びる状況などが交感神経緊張状態を招き，過度に反応して発汗を生じることになります[70]．この点は，例えばアトピー性皮膚炎患者のストレス因子に多い，職場に苦手な人がいるとか家族間の不和など，比較的身近な人との間の対人関係の問題とはやや異なるようです．

## 多汗症状による心理社会的影響が深刻

　本症の患者では，多汗から派生する問題が生活のさまざまな面に，深刻な影響を及ぼすことが示されています[68, 71]．

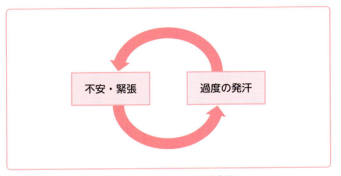

**図Ⅴ-2　原発性局所多汗症と不安の悪循環**
原発性局所多汗症では，緊張場面で過度の発汗を生じる．過度の発汗は，握手で不快感を与える，服に汗染みができるのような，多汗の症状が人に知られてしまうという不安を招き，さらなる緊張状態を引き起こす．過度の発汗を悪化させる不安の要因が多汗の症状と密接な問題であるという，閉じた回路の悪循環があることが特徴である．

　腋窩多汗症患者のインターネット調査[72]では，8割以上が汗染みなど「見た目が気になり，恥ずかしい」という項目や，「汗が目立たない色の服を選ぶ」という項目に「いつもある」または「よくある」と回答しています．また，「人前で発表するときにワキの汗が気になる」という項目は，同様に6割程度が「いつもある」，「よくある」と回答しています．

　手掌多汗症では，手汗で書類が湿ってしまうのではないか，握手するときに相手に不快感を与えるのではないかなど，多汗症特有の症状に関連した不安を抱えていることが報告されています[73]．

　このように多汗の症状が社会生活の中で視線にさらされることが，羞恥心や心配，不安を引き起こすため，それを避けるような行動をとったり選択をするのに加え，その不安がさらなる緊張を招くことから，ますます発汗を生じる誘因となります．

　つまり，多汗症の症状に関連する問題が日常的なストレスとなってさらなる不安や緊張を招き，症状を増悪させるという，いわば閉じた回路があって悪循環になっていることが，本症の心身医学的特徴ではないかと思います（図Ⅴ-2）．

##  原発性局所多汗症と不安

　本症の患者を対象とした不安に関するいくつかの質問紙を用いた調査などで，不安症状を有する患者が多いことが指摘されています[68, 71]．

　そして，多汗症に対する積極的な治療を行うことで，不安の度合いも軽減すること

も示されています[68]．ただし個々の症例での変動を見ると，多汗症の症状の改善は，必ずしも不安など精神症状の改善には結びつかないようです[68]．

前述のように，閉じた回路の悪循環が深く関係しているような場合で，元来精神健康度の高いケースでは，効果的な薬物療法などによって多汗症の症状が改善すると，疾患から派生する不安症状も軽減し，そのことがさらに多汗症の症状を発現しにくくするものと推察されます．

一方，著者の経験では，アトピー性皮膚炎の経過中に，職業上の負荷を契機に腋窩多汗症が顕著になり，さらに不安症が顕在化して，皮膚科およびメンタルケア科で治療を受けるようになったケースがありました．不安症状などの精神症状の十分な改善が得られない場合，不安症の併存にも留意する必要があると考えます．

##  原発性局所多汗症への心身医学的アプローチ

心身医学的アプローチとして，患者の不安になりやすい傾向に配慮し，支持的に対応することは言うまでもありません．多汗症の症状のために患者が抱えている問題や困りごとを共感的に受け止め，具体的な対処法を提示するよう心がけます．

また，交感神経機能亢進を改善することを目指して，各種リラクゼーション法（p.37参照），汗ばむ程度の適度な運動や十分な睡眠を勧めます．

悪化因子となるストレスとして対人関係の問題が関わる場合には，コミュニケーションスキルの向上（p.39参照）を図ることも対策の1つです．

多汗症の症状を改善することによって，悪循環を断つことが何よりも効果的と思われるため，現在，推奨されている多汗症治療を積極的に勧めることが大切です．

# 皮膚瘙痒症

> **アプローチのポイント**
> - 心理社会的要因の関与は，ストレスに対する反応からうつ病など精神疾患を背景とする場合まで幅がある．
> - 海外では，厳密に心因性と判断できる慢性瘙痒を心因性皮膚瘙痒症としている．
> - 心因性皮膚瘙痒症の特徴は，女性に多い，汎発性よりも限局性が多い，抗うつ薬の投薬や精神科診断を受けている例が多いという点である．
> - 外陰部の瘙痒はストレスの関与のほか，高齢女性ではエストロゲン欠乏の影響もある．
> - 皮膚瘙痒症へのアプローチの基本は傾聴で，支持的に対応し，訴えを受け止める．
> - 精神医学的状態の把握のために心理検査の活用も考慮する．

## 皮膚瘙痒症の心理社会的側面

　皮膚瘙痒症の場合，心理的要因，特にストレスと連動して痒みを生じたり，悪化したりするケースを少なからず経験します[74, 75]．著者の前任施設での女性皮膚科外来では，心身医学的視点に立って診療を行っていたこともありますが，皮膚瘙痒症と診断した29人中19人，65.5％と多くの例で，ストレスが発症や経過に密接に関与したと考えられました[76]．そして，ストレスとなった問題ごとは，家族や職場の対人関係に関するものでした[76]．

　精神医学的・心理学的病態が関わる皮膚瘙痒症に対して，分類上，心因性疾患による皮膚瘙痒症（psychogenic pruritus）の呼称があります[77]．心因性疾患によるといっても，実際にはストレスに対する反応と捉えられるものから，うつ病などの精神疾患を背景として生じている場合まで幅があります．

## 心因性皮膚瘙痒症

　近年，海外特にフランスの研究グループが中心となって研究が進められ，psychogenic itch またはpsychogenic pruritus といった名称で，心因性の皮膚瘙

痒症の特徴が明らかにされてきています(ここでは便宜上,心因性皮膚瘙痒症と訳します)[78].

　心因性皮膚瘙痒症は慢性瘙痒の範疇に属し,汎発性よりも限局性が多く,好発部位は頭皮,頸部などです[79].また男性よりも女性に多くみられます.背景となる精神医学的・心理学的病態として,患者の多くが抗うつ薬などの投薬を受けている,あるいは精神科診断を受けていることが特徴の1つであるとの指摘もあります[80].

　痒みを引き起こす引き金となる心理的ストレスとして感情的緊張や心理的負荷が,心因性でない慢性瘙痒の患者に比べて高頻度であることが示されています[81].

　このように,海外では慢性瘙痒の患者群における心因性皮膚瘙痒症の特徴を明確にするという態度で,さまざまな検討がなされているようです.

## 心因性皮膚瘙痒症の診断

　フランスの研究グループは心因性皮膚瘙痒症の診断基準を提案し,その妥当性を検討しています[78, 81].その内容は,必須項目として①一次的皮膚病変を欠く汎発性または限局性の痒み,②6週を超える慢性の痒み,③身体的原因によらないという3項目を満たし,選択項目として①心理的負荷を生じうる1つまたはいくつかのライフイベントと時間的に関連する,②ストレスに関連して痒みの強さが変動する,③昼夜で痒みが変動する,④安静または非活動時により顕著である,⑤精神疾患の合併,⑥痒みは向精神薬により改善する可能性がある,⑦痒みは心理療法により改善する可能性があるという7項目中3項目を満たすとされています.

　これらの項目は,心因性皮膚瘙痒症の特徴を捉えているといえますので,患者の話を聴きながら診断を考えていく際に役に立つと思います.ただし,この基準は心因性であることをかなり厳密に篩にかけているように思われ,この基準に合致しないからといって患者の痒みに心理的要因が関与していないとすることはできません.

## 皮膚瘙痒症に対する心身医学的アプローチ

　まずは傾聴しつつ,皮膚瘙痒症の原因や悪化因子を探ります.ストレスや心理社会的要因の関与が推察される場合,決して「気のせい」などとせず,患者の訴えを医療上の解決すべき問題として取り上げます[74].自分の抱える問題が理解され,真剣に受け止められた,改善に向けて手助けされると患者自身が認識することが症状の改善につ

ながるので，支持的な態度が重要です．

　そして，ストレスや心理状態が関与して皮膚症状が生じうることを説明します[74]．受診した医療機関で適切に受け止められないと，患者はドクター・ショッピングに走りかねません．ストレス状況や心身の不調という自分の体験の中で，「痒み」という症状の位置づけができることで患者の不安感は軽減します．同時に，できるだけ具体的に実行可能なストレス対処法(p.29参照)を提案すると，それだけで症状がかなり改善することもあります．

　並行して背景になる精神・心理的状態を見極め，必要に応じメンタルケア科との併診を考慮します．皮膚科医にとっては，患者の精神医学的状態を正確に把握するのは必ずしも容易ではないので，このような場合，心理検査を活用するのも1つの方法です．患者の精神健康状態や抑うつ，不安の大まかな程度を推察するための質問紙としては，例えば一般健康調査票(GHQ)が保険収載もされており，簡便で皮膚科医にも使用しやすいと思います．メンタルケア科との併診が必要と思われる場合には，患者自身に結果を示すことで受診を促すこともできます．

　鑑別疾患として，痒み以外の感覚(むずむず，ヒリヒリなど)を訴えるものは皮膚感覚異常症として取り扱います．また，搔破などの自傷による皮疹が主体であれば，神経症性擦傷を考えます．

## 器質的疾患の検索をするときには

　器質的疾患を除外するためその検索を要しますが，その際，精査のための検査と同時にストレスなど心理的要因の関与の可能性が大きいこと，念のため検査することをあらかじめ必ず説明しておくようにします．検査を先行させて異常が見つからなかったので心因性であるというような手順で進めると，患者は「原因検索のための検査ではなかったのか」，「結局原因がわからず，気のせいにされた」のように捉えがちで，医療不信につながりかねません．

　器質的疾患が発見されないから結果的に心因性であるという判断に至るのではなく，器質的疾患を除外した上で患者の抱えるストレスごとがあり，かつ痒みとの関連が強く疑われる場合に心理社会的要因の関与した皮膚瘙痒症を考えます．

## 心因性の外陰部瘙痒症とその鑑別

　皮膚瘙痒症のうち，痒みが外陰部に限局している場合は肛囲・陰部瘙痒症[77]と呼称されます．外陰(部)瘙痒症の用語も用いられています．

　藤田は外陰部瘙痒症の37例のうち，11例(男性8例，女性3例)でストレスの関与が推察されたと報告し，これらの症例の特徴として，不眠やイライラなどの精神症状や下肢の冷えといった自律神経症状を伴うこと，夫婦生活など性的問題がストレス要因となっている場合があることを述べています[82]．

　閉経後の女性の場合，外陰部の瘙痒を訴える病態として多いのは，閉経に伴うエストロゲンの欠乏により腟前庭部や外陰部皮膚の菲薄化をきたすために生じるもので[83〜85]，萎縮性腟炎と相まって外陰部の皮膚に瘙痒や疼痛，尿がしみるなどの症状をきたします．治療の基本はホルモン補充療法(HRT)ですので婦人科受診を勧め，診断の確定およびHRTの適応の有無を評価することが大切です．同時に不快な症状をねぎらいつつ症状への捉われから脱し，生活の幅を広げるよう促すといった支持的な対応を心がけます．

　また，外陰部の慢性の痛みは外陰部疼痛症と呼称され，皮膚感覚異常症に含まれます(p.71参照)．

# 酒皶・赤ら顔

> **アプローチのポイント**
> - 赤ら顔は血管運動性障害，炎症性皮膚疾患，二次性敏感肌が複雑に影響しあう病態と捉える．
> - 赤みやほてりは，ストレスによる精神的緊張や情動の変化が悪化因子となる．
> - 悪化因子となるストレスへの対応として，①環境調整，②対人ストレス対処スキルの習得，③ものごとの捉え方の修正を目指す．
> - 寄り添い，共感的態度でQOLの改善を図る．
> - 正しい診断と適切な治療の選択，生活指導により患者の治療行動を促す．

## 赤ら顔は皮膚科症候名？

近年皮膚科臨床の領域で，「赤ら顔」という言葉を目にするようになりました．なかなか便利な言葉で，症候名としても定着しつつあるように感じます．

さかのぼると「あからかほ」という言葉は江戸時代からあるようです．「あから」には，酒（飲めば赤くなることから）という意味があるほか，赤みを帯びているさま，つやつやと赤みを帯びて美しいさまを表すとされ，豊かな内容を含む言葉であると改めて思います．

顔面の皮膚は毛細血管網が発達し血流の多い部位であること，常に外界にさらされること，化粧品の使用といった身体・心理社会的な要因を背景に，炎症性または血管性に，さらに血流動態の変化により，最も赤くなりやすい部位であると説明されています[86]．

その代表的な疾患は紅斑血管拡張型酒皶であることに異論はありませんが，赤ら顔の悩みがなかなか解決せずに受診する患者の話を聴くと，複数の皮膚科に通院歴があって，それまでに受けた診断名は酒皶，酒皶様皮膚炎，尋常性痤瘡，脂漏性皮膚炎，接触皮膚炎など多様です[87]．このような症例は，診断確定の決め手となる定型的所見が見られないなどのことから，皮膚科受診のタイミングによって，臨床診断が変動してしまうのではないかと思います．ある意味，皮膚科医も赤ら顔に悩まされているのかもしれません．

行く先々で診断が異なったり説明が異なったりすることは，患者-医師間の信頼関係が構築されにくい要因の1つになりかねません．医師の方も診断がはっきり決められない，本人の悩みは深い，外用薬はあれもこれも合わないと言われる・・・このようなケースにこそ，「赤ら顔」を症候名として採用すると，患者への説明が容易になるのではないでしょうか．

## 治りにくい赤ら顔は2階建ての状態

著者は前述のような赤ら顔の患者への説明として，皮膚の浅い所の問題と深い所の問題が2階建て構造の状態にあると説明しています．つまり，2階部分は赤ら顔をきたす炎症性皮膚疾患があって，その時の症状によって診断名が酒皶，酒皶様皮膚炎，尋常性痤瘡，脂漏性皮膚炎などと変動しうること．それに加えて，二次性敏感肌（p.115参照）をきたすことで，一次刺激性接触皮膚炎を起こしやすくなる状態にある

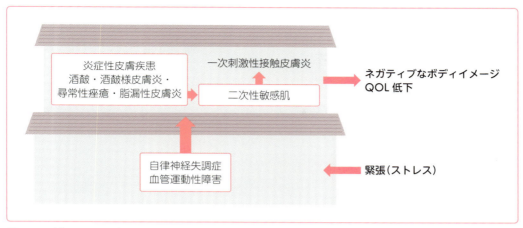

図V-3　治りにくい赤ら顔は複雑な2階建て構造

と説明します．

　1階部分には自律神経失調症による血管運動性障害が存在し，温度変化やストレスによる緊張で悪化します．更年期女性のホットフラッシュもこれに相当します．1階部分ががたがたと不安定になると，2階に影響して皮膚疾患や敏感肌が悪化しますし，2階部分が悪化すると外見の問題に直結してネガティブなボディイメージ（p.69参照）を抱えることになり，QOLが低下します．

　こんな風に1階部分と2階部分が相互に影響しあうので，外用薬で2階部分だけ治療してもうまくいかないことがあるわけです（図V-3）．

##  酒皶・赤ら顔の心理社会的側面

　酒皶の症状である赤みやほてりは，温度変化や日光照射などの外界の環境変化のほか，精神的緊張やストレスによる情動の変化も悪化因子となりえます[86]．ストレスに伴う精神的緊張は，自律神経失調症による血管運動性障害を招く要因ともなるので，酒皶・赤ら顔の症状に対し，悪化因子となることは容易に理解できます．酒皶・赤ら顔の発症や経過にストレスが密接に影響する場合は，皮膚心身症と捉えることができます．

　また，酒皶・赤ら顔がもたらす心理社会的影響として，外見の変化はボディイメージに直接的に影響して，患者自身にとって負担となり，QOLの低下をもたらします．

　Dirschkaらは，6,831人の酒皶・赤ら顔を有する人を対象にWEBインタビューを行った結果，酒皶・赤ら顔は職場や社会生活上，また感情面に悪影響を及ぼしている

こと，80％近くの対象者が赤ら顔のコントロールが困難であると回答したと報告しています[88]．酒皶・赤ら顔に悩む患者には，抑うつや不安を伴うことがあるとの報告もあり，気分の状態が皮膚の状態に与える影響にも留意する必要がありそうです[89, 90]．

##  酒皶・赤ら顔の心身医学的アプローチ

心身医学的アプローチのポイントを図V-4に示しました．

まず，悪化因子となるストレスへの対処と，疾患から派生する心理社会的問題への対応の2つの側面が重要です．ストレスとなる問題ごととしては，職業上の問題（仕事の負荷や対人関係）や家庭の問題を抱えるケースがしばしば経験されます[76, 87]．

したがって，仕事の負荷を軽減するなどの環境調整や対人ストレスへの対処スキルの習得，0か100かの極端な考え方からより柔軟な対処ができるよう，ものごとの捉え方を修正することなどの心身医学的治療を組み合わせていくのがよいでしょう[76, 87]．

疾患から派生する問題は，QOLの低下とも言い換えられます．多くの場合，疾患が改善することにより，QOLへの影響も少なくなります．治療者が患者に寄り添い，共感的態度で支持的に対応していくことが基本です．

前述のDirschkaらの調査では，適切な医療機関を受診して，正しい診断のもと必要な生活指導や治療が行われることで，患者はより効果的に症状に対処できるようになると述べられています[88]．治療者が皮膚症状のみならず，患者の抱える心理的，社会的困難さにも配慮し，全人的に対応することがとても大切だと思います．

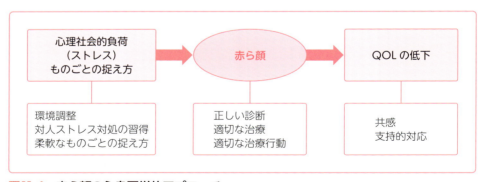

図V-4　赤ら顔の心身医学的アプローチ

### 酒皶・赤ら顔のスキンケア，生活指導

　酒皶・赤ら顔にはしばしば二次性敏感肌を伴っているので，スキンケアは敏感肌に準じて行うようにしています．炎症所見が落ち着いていれば，ファンデーションなどで赤みをカバーすることも取り入れてよいと思います．特に黄色を含む下地やファンデーションは，赤みを目立たなくする効果があります[91]．赤みをカバーすることで，患者によっては心理的・社会生活上の負荷をかなり軽減させることができます．丁寧なスキンケア指導はそれ自体が患者に安心感を与え，患者-医師間の信頼関係を強めることにつながります．心身医学的アプローチの1つともいえるでしょう．

## 敏感肌

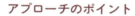

> **アプローチのポイント**
> - 訴えを不定愁訴として受け止め，傾聴する．
> - 自覚症状，悪化因子，併存する疾患・病態を確認する．
> - 敏感肌の評価に質問紙を活用することもできる．
> - スキンケアと生活習慣の見直しを図る．

 ### 敏感肌に悩む人は案外多い

　敏感肌はかつて特定の人に起こる異常反応と考えられ，皮膚科領域であまり取り上げられることはありませんでした．しかし，この10年余りの間に大規模な疫学調査が実施された結果，特に先進国では男性の50〜60％，女性の60〜70％と高頻度に見られることがわかりました[92]．日本も例外ではなく，男性の53％，女性の56％が敏感肌に悩まされていると報告されています[93]．

 ### 敏感肌を不定愁訴として受け止める

　皮膚科医にとって困るのは，敏感肌の症状のほとんどがピリピリ感，ツッパリ感などの自覚症状に関するもので，客観的な所見に乏しいために，患者の訴えをどう受け

止めてよいのかわからない，皮膚疾患の診断がつけられない，どう対応してよいかわからないということではないでしょうか．

ChapterⅣ(p.63)で紹介したように，著者はこのような場合，自覚症状に関する不定愁訴として，まず受け止めることから始めます．患者は，よくなるのだろうかという不安や心配，どうしたらよいのかわからないという混乱やあきらめの気持ちを抱えているので，医療上の問題として受け止められたことが伝わると，不安が軽減し，希望をもてるようになります．

## 敏感肌への対応

患者の「病い」について傾聴しつつ「疾患」としての評価，見極めをしていくことが大切です．

### 患者の訴えをよく聴く

自覚症状の内容，敏感な部位，悪化要因について，よく聴きます．
自覚症状には，刺激感，ピリピリ感，灼熱感，熱感，ツッパリ感，痒み，痛み，違和感，ほてり感などがあります．

敏感肌は，全身どこにでも生じ得ます．なかでも顔，特に鼻唇溝には最も多くみられ，次いで頬骨部，頤，額，上口唇と続きます[94, 95]．

悪化要因は気候(湿度，温度変化)，乾燥や温熱環境，日光，化粧品，洗浄剤，ストレスなど非常に多岐にわたります．患者の訴えをよく聴き，悪化要因を把握することで，生活指導に生かすことができます．

### 併存する疾患，病態を見極める — 炎症性皮膚疾患，更年期障害，心気症に注意

敏感肌の場合，客観的所見には乏しいことが多いですが，紅斑や鱗屑など，軽微な変化であってもよく観察し，基盤にある炎症性皮膚疾患を見逃さないように気を付けます．アトピー性皮膚炎や脂漏性皮膚炎，酒皶，酒皶様皮膚炎(口囲皮膚炎)などの炎症性皮膚疾患に続発する二次性敏感肌なのか，基礎疾患のない真性敏感肌なのかの判断に結び付くからなのですが，診察時に判然としない場合でも，経過中に何らかの炎症性皮膚疾患が顕在化してくることがあります．

更年期の女性では，ホットフラッシュに伴って敏感肌を生じていることがあります(p.64参照)．また，自律神経失調症による血管運動性障害の結果，赤ら顔をきたし，そこに敏感肌を伴う場合があります．

自覚症状や皮膚所見に見合わず，患者が過度に気にしていると思われる場合，心気症の可能性も考える必要があります（p.70参照）．心気症は些細な症状にもかかわらず，何か重大な病気や大変なことになるのではないか，と捉われてしまう状態をいいます．もともと不安が強く，心配でただ気にしすぎなのか心気症なのか判断しにくいこともありますが，支持的に対応していくことで改善していく場合は「心配性」の範囲と考えてよいと思います．

### 敏感肌の評価に使える質問紙──センシティブ スケール

　敏感肌の評価尺度としてMiseryらによって開発されたセンシティブ スケール（Sensitive Scale）があります[96]．これは10項目の自記式の質問票で，日本語版も作成されています[97]．刺激感やピリピリ感など，自覚症状に関する9項目と赤みについて，回答者は0（症状が感じられない）－10（症状が我慢できないぐらい強い）の11段階から選択します．10項目の合計スコア（0－100）で評価します．

　カットオフ値（13点以上は敏感肌，5点を超えると軽微な敏感肌状態）が設定されているので，診断ツールとして用いることもできます[98]．患者にとっては，医療者に的確に伝えるのが難しい自覚症状を質問紙への回答により示すことができますし，医療者にとっては，患者が悩まされている自覚症状の内容と程度を把握する手助けになります．

### スキンケア，生活習慣の見直し

　過度の洗浄や化粧品の内容にも留意します．外用薬や化粧品など，あれこれ使用してうまくいかなくなっている場合がほとんどなので，皮膚への刺激をさけるため，できる限り何もしない"引き算のスキンケア"からスタートします．

　同時に，生活習慣の見直しも行い，特に質のよい十分な睡眠をとるように勧めます．乾燥した気候など，悪化しやすい環境を避けるあまり外出が減るなど，社会生活に支障を生じないように外出先や時間帯などを選んで，できる限り外出を促します．

---

**個人のスピリチュアリティを尊重する心身医学**

**バイオサイコソーシャルアンドスピリチュアルモデル**

　心身医学の診療ではバイオサイコソーシャルモデルによって疾病を捉え，アプローチするスタイルが定着しています．説明するまでもなく疾病の在りようを3つの次元で捉え，患者を全人的に治療していこうとするものです．しかし近年，「全人的」が意味するところは広がりつつあり，スピリチュルな次元を包含する概念に拡大し，バイオサイコソーシャルアンドスピリチュアルモデル（bio-psycho-social and spiritual model）と呼称されるモデルが提案されるようになりました．皮膚疾患についてもこの領域の論文がいくつかみられます[*〜***]．

医療におけるスピリチュアリティとは，患者1人1人が中核的で根源的にもつ人生哲学や信念，生きる価値や意味，他者とのつながり，宗教観などを含んでいます．このようなスピリチュアルな側面に焦点を当てたアプローチにはリラクゼーション，瞑想，ヨガなどがあります[*]．スピリチュアルなアプローチは患者のQOLを改善し，ネガティブな気分（抑うつ，不安）やストレスを軽減することが期待されます[*]．皮膚疾患患者においては希望があり楽観的なスピリチュアリティは精神症状による負荷と逆相関することが報告されています[**]．

今後，学際的に深く研究されるべき領域であると思います．それに対応して治療者も自分自身の人生観や信念を大切にし，自らに磨きをかけていくとよいのではないでしょうか．

文献

[*]）Goldenberg A, et al：Spirituality and the importance of a mind-body-spirit approach in the care of chronic dermatological disease. Int J Dermatol, 54：e362-364, 2015.

[**]）Unterrainer HF, et al：Spirituality and mood pathology in severe skin conditions：a prospective observational study. Arch Dermatol Res, 308：521-525, 2016.

[***]）Shenefelt PD, et al：Spiritual and religious aspects of skin and skin disorders. Psychol Res Behav Manag, 7：201-212, 2014.

文献

1）檜垣祐子，ほか：アトピー性皮膚炎の難治化における心理社会的負荷の関与について　コンサルテーション・リエゾン医療の試み．日皮会誌, 110：27-34, 2000.

2）小林美咲：アトピー性皮膚炎患者の掻破行動の検討．日皮会誌, 110：275-282, 2000.

3）佐藤貴浩，ほか：痒疹診療ガイドライン2020．日皮会誌, 130：1607-1626, 2020.

4）Conrad R, et al：Relationship between anger and pruritus perception in patients with chronic urticaria and psoriasis. J Eur Acad Dermatol Venereol, 22：1062-1069, 2008.

5）デビッド・D・バーンズ：あなたの怒り指数はいくつか．いやな気分よさようなら-自分で学ぶ「抑うつ」克服法．増補改訂第2版, p.152-202, 星和書店, 2004.

6）室田浩之，ほか：本邦における結節性痒疹患者の潜在的治療ニーズの探索．日皮会誌, 134：3315-3330, 2024.

7）Schneider G, et al：Psychological factors in prurigo nodularis in comparison with psoriasis vulgaris：results of a case−control study. Br J Dermatol, 154：61-66, 2006.

8）Jørgensen KM, et al：Anxiety, depression and suicide in patients with prurigo nodularis. J Eur Acad Dermatol Venereol, 31：e106-e107, 2017.

9）Gründel S, et al：Analysis of 325 patients with chronic nodular prurigo：Clinics, burden of disease and course of treatment. Acta Derm Venereol, 100：adv00269, 2020.

10）秀　道広，ほか：蕁麻疹診療ガイドライン2018．日皮会誌, 128：2503-2624, 2018.

11）Chung MC, et al：Stress, psychiatric co-morbidity and coping in patients with chronic idiopathic urticaria. Psychol Health, 25：477-490, 2010.

12）Konstantinou GN, et al：Psychiatric comorbidity in chronic urticaria patients：a systematic review and meta-analysis. Clin Transl Allergy, 9:42, 2019. https://doi.org/10.1186/s13601-019-0278-3

13）Chu CY, et al：Patients with chronic urticaria have a higher risk of psychiatric disorders：a population-based study. Br J Dermatol, 182：335-341, 2020.

14）細谷律子，ほか：慢性に繰り返す原因不明の蕁麻疹．心身医, 51：1133-1139, 2011.

15）林田草太，ほか：心理社会的ストレスにより誘発された蕁麻疹の1例．心身医, 46：907-913, 2006.

16）Holmes A, et al：Alexithymia and cutaneous disease morbidity：A systematic review. Dermaology, 238:1120-1129, 2022.

17）Barbosa F, et al：Alexithymia in chronic urticaria patients. Psychol Health Med, 16：215-224, 2011.

18）羽白　誠：蕁麻疹に対する心身医学的アプローチ．MB Derma, 105：47-53, 2005.

19）幸野　健：皮膚科領域におけるストレスマネージメント. 総合臨床, 50：630-633, 2001.

20）Kawada A, et al：A survey of psoriasis patients in Japan from 1982 to 2001. J Dermatol Sci, 31：59-64, 2003.

21）Takahashi H, et al：Analysis of psoriasis patients registered with the Japanese Society for Psoriasis Research from 2002-2008. J Dermatol, 38：1125-1129, 2011.

22）Ito T, et al：Epidemiological survey from 2009 to 2012 of psoriatic patients in Japanese Society for Psoriasis Research. J Dermatol, 45：293-301, 2018.

23）Kamiya K, et al：Epidemiological survey of the psoriasis patients in the Japanese Society for Psoriasis Research from 2013 to 2018. J Dermatol. 48：864-875, 2021.

24）Rousset L, et al：Stress and psoriasis. Int J Dermatol, 57：1165-1172, 2018.

25）幸野 健：乾癬. Beauty, 37：26-31, 2021.

26）Campolmi E, et al：The importance of stressful family events in psoriatic patients：a retrospective study. J Eur Acad Dermatol Venereol, 26：1236-1239, 2012.

27）Lukmanji A, et al：Risk of depression in patients with psoriatic disease：a systematic review and meta-analysis. J Cutan Med Surg, 25：257-270, 2021.

28）Tang FY, et al：The prevalence of alexithymia in psoriasis：A systematic review and meta-analysis. J Psychosom Res, 161：111017, 2022.

29）Sampogna F, et al：Prevalence of alexithymia in patients with psoriasis and its association with disease burden：a multicentre observational study. Br J Dermatol, 176：1195-1203, 2017.

30）Sampogna F, et al：Reversibility of alexithymia with effective treatment of moderate-to-severe psoriasis：longitudinal data from EPIDEPSO. Br J Dermatol, 180：397-403, 2019.

31）多田弥生：乾癬のスキンケア, 生活指導. MB Derma, 259：57-63, 2017.

32）日本皮膚科学会掌蹠膿疱症診療の手引き策定委員会：掌蹠膿疱症診療の手引き 2022. 日皮会誌, 132：2055-2113, 2022.

33）Hagforsen E, et al：Women with palmoplantar pusutulosis have disturbed calcium homeostasis and a high prevalence of diabetes mellitus and psychiatric disorders：a case-control study. Acta Derma Venereol, 85：225-232, 2005.

34）Becher G, et al：Palmoplantar pustulosis--a retrospective review of comorbid conditions. J Eur Acad Dermatol Venereol, 29：1854-1856, 2015.

35）Hiraiwa T, et al：Comorbidities of Japanese patients with palmoplantar pustulosis：a report from a single center. Int J Dermatol, 57：e40-e41. 2018.

36）Brunasso AMG, et al：Recent advances in palmoplantar pustulosis. Fac Rev, 10：62, 2021.

37）Putra-Szczepaniak M, et al：Palmoplamtar pustulosis：Factors causing and influencing the course of the disease. Adv Clin Exp Med, 29：157-163, 2020.

38）Sarikaya Solak S, et al：Clinical characteristics, quality of life and risk factors for severity in palmoplantar pustulosis：a cross sectional, multicentre study of 263 patients. Clin Exp Dermatol, 47：63-71, 2022.

39）Sood S, et al：Depression, psychiatric comorbidities, and psychosocial implications associated with acne vulgaris. J Cosmet Dermatol, 19：3177-3182, 2020.

40）Aslan Kayiran M, et al：Psychodermatology of acne：Dermatologist's guide to inner side of acne and management approach. Dermatol Ther, 33：e14150, 2020.

41）Morshed ASM, et al：Understanding the impact of acne vulgaris and associated psychological distress on self-esteem and quality of life via regression modeling with CADI, DLQI, and WHOQoL. Sci Rep, 13：22184, 2023.

42）野村有子：1-2　Part1：バーチャル症例で学ぶ皮膚の心身医学　ニキビ. BAEUTY, 37：12-18, 2021.

43）Samuels DV, et al：Acne vulgaris and risk of depression and anxiety：A meta-analytic review. J Am Acad Dermatol, 83：532-541, 2020.

44）Stamu-O'Brien C, et al：Psychodermatology of acne：Psychological aspects and effects of acne vulgaris. J Cosmet Dermatol, 20：1080-1083, 2021.

45）Kubota Y, et al：Community- based epidemiological study of psychological effects of acne in Japanese adolescents. J Dermatol, 37：617-622, 2010.

46）Halvorsen JA, et al：Suicidal ideation, mental health problems, and social impairment are increased in adolescents with acne：a population-based study. J Invest Dermatol, 131：363-370, 2011.

47）尋常性痤瘡・酒皶治療ガイドライン策定委員会：尋常性痤瘡・酒皶治療ガイドライン2023.　日皮会誌, 133：407-450, 2023.

48) 小林美咲：メンタルケア. MB Derma, 100：49-54, 2005.

49) 小林美咲：心理的要因が強い痤瘡. MB Derma, 218：45-50, 2014.

50) 林　伸和, ほか：痤瘡患者における掻破行動の実態調査. 臨皮, 56：387-391, 2002.

51) 円形脱毛症診療ガイドライン策定委員会：円形脱毛症診療ガイドライン2024. 日皮会誌, 134：2491-2526, 2024.

52) Toussi A, et al：Psychosocial and psychiatric comorbidities and health-related quality of life in alopecia areata：A systematic review. J Am Acad Dermatol, 85：162-175, 2021.

53) 山北高志, ほか：皮膚科診療に使える実践的心理療法：交流分析. MB Derma, 301：57-64, 2020.

54) 羽白　誠：蕁麻疹・円形脱毛症（解説）. 治療, 91：93-96, 2009.

55) 植木理恵：脱毛症. BEAUTY, 37：32-38, 2021.

56) Higaki Y, et al：Japanese version of cutaneous body image scale：translation and validation. J Dermatol, 36：477-484, 2009.

57) 羽白　誠：脱毛をきたした患者に生じた不安・抑うつへのケア―心療皮膚科の立場から. MB Derma, 225：45-52, 2014.

58) 植木理恵：皮膚疾患に対する心身医学的アプローチ：脱毛症. MB Derma, 301：33-39, 2020.

59) Inui S, et al：Psychosocial impact of wigs or hair pieces on perceived quality of life level in female patients with alopecia areata. J Dermatol, 40：225-226, 2013.

60) Lauron S, et al：Prevalence and odds of depressive and anxiety disorders and symptoms in children and adults with alopecia areata：A systematic review and meta-analysis. JAMA Dermatol, 159：281-288, 2023.

61) Chen C, et al：Bidirectional association between alopecia areata and major depressive disorder among probands and unaffected siblings：A nationwide population-based study. J Am Acad Dermatol, 82：1131-1137, 2020.

62) 武井智昭：小児の抜毛症とその対応. 小児内科, 55：1027-1029, 2023.

63) 植木理恵：脱毛症. BEAUTY, 4：32-37, 2021.

64) 檜垣祐子：トリコチロマニア. 皮膚と美容, 48：53-58, 2016.

65) 羽白　誠：シンポジウム：皮膚科心身医学―皮膚科における行動療法. 心身医学, 64：137-140, 2024.

66) 平井槇二, ほか：条件反射制御法入門. p.21-40, 星和書店, 2015.

67) 檜垣祐子：子どもの心の問題と皮膚. 子どものスキンケア・ヘアケア・フットケア, p.26-32, 秀潤社, 2022.

68) 原発性局所多汗症診療ガイドライン2023年改訂版. 日皮会誌, 133：157 -188, 2023.

69) 岡　孝和：ストレスと発汗. 発汗学, 16：77-79, 2009.

70) 藤本智子：多汗症. BEAUTY, 37：39-44, 2021.

71) 藤本智子：多汗症概説. 発汗学, 30suppl：32-37, 2023.

72) 藤本智子, ほか：腋窩多汗症の患者意識調査：インターネットアンケート調査608人の結果報告. 日臨皮会誌, 39：431-439, 2022.

73) 小川さやか, ほか：発汗による不安の検討―原発性局所多汗症状に対する不安尺度の開発に向けたパイロットスタディー. 発汗学, 28：19-21, 2021.

74) 檜垣祐子：痒みへの心身医学的アプローチ. MB Derma, 283：41-46, 2019.

75) 檜垣祐子：脳とこころのプライマリケア3　こころと身体の相互作用. p.101-117, シナジー, 2013.

76) 堀　仁子, ほか：女性医療における皮膚科診療―心身医学的に見た受診患者の特徴について. 日皮会誌, 123：25-31, 2013.

77) 佐藤貴浩, ほか：皮膚瘙痒症診療ガイドライン2020. 日皮会誌, 130：1589-1606, 2020.

78) Misery L, et al：Psychogenic itch. Transl Psychiatry, 8：1-8, 2018.

79) Roque Ferreira B, et al：Characteristics of psychogenic pruritus or functional itch disorder：A controlled study. Acta Derm Venereol, 104：adv41352, 2024.

80) Schneider G, et al：Criteria suggested of psychological components of itch and somatiform itch：Study of a large sample of patients with chronic pruritus. Acta Derm Venereol, 100：adv00075, 2020.

81) Misery L, et al：A Validation of diagnosis criteria of functional itch disorder or psychogenic pruritus. Acta Derm Venereol, 88：503-504, 2008.

82) 藤田　弘：外陰部瘙痒症に対するストレスマネージメント. 総合臨床, 49：402-405, 2000.

83) 檜垣祐子：外陰部の瘙痒への対処法. 皮膚科の臨床, 66：995-999, 2024.

84）野田恒夫：非感染性外陰部掻痒症. 産と婦, 89：64-70, 2022.

85）野口靖之, ほか：瘙痒（高齢者）. 産婦の実際, 68：1101-1103, 2019.

86）山﨑研志：赤ら顔. MB Derma, 294：87-90, 2020.

87）檜垣祐子：酒皶・赤ら顔の心身医学的アプローチ. Visual Dermatol, 22：470-472, 2023.

88）Dirschka T, et al：Perceptions on the psychological impact of facial erythema associated with rosacea：Results of international survey. Dermatol Ther（Heidelb）, 5：117-127, 2015.

89）Cardwell LA, et al：Psychological disorders associated with rosacea：Analysis of unscripted comments. J Dermatol Surg, 19：99-103, 2015.

90）Heisig M, et al：Psychosocial aspects of rosacea with a focus on anxiety and depression. Clin Cosmet Investig Dermatol, 11：103-107, 2018.

91）百束比古監修：肌づくり①化粧下地からファンデーション第一段階まで. リハビリメイク. p.92-93, 克誠堂出版, 2016.

92）Farage MA：The prevalence of sensitive skin. Front Med, 6：1-13, 2019.

93）Kamide R, et al：Sensitive skin evaluation in the Japanese population. J Dermatol, 39：1-5, 2012.

94）Misery L, et al：Definition of sensitive skin：an expert position paper from the special interest group on sensitive skin of the international forum for the study of itch. Acta Derm Venereol, 97：4-6, 2017.

95）Misery L, et al：Sensitive skin. J Eur Acad Dermatol Venereol, 30（suppl.1）：2-8, 2016.

96）Misery L, et al：A new ten-item questionnaire for assessing sensitive skin：the Sensitive Scale-10. Acta Derm Venereol, 94：635-639, 2014.

97）Avene Sensitive Scale
https://doctor.avene.co.jp/wp-content/uploads/2018/05/sensitive_scale.pdf（ID取得によりダウンロード可能）

98）Legeas C et al：Proposal for cut-off scores for Sensitive Scale-10 in a group od adult women. Acta Derm Venereol, 101：adv00373, 2021.

# 索 引

## 欧 文

A. W. シェフ ……………………………… 30
Cutaneous body image scale（CBIS）…… 69
Cutaneous body image scale（CBIS）日本語版
　……………………………………………… 99
DSM-5 ……………………………………… 101
Holmes と Rahe のライフイベントのリスト …… 8
Kleinman ……………………………………… 1
LOH症候群 ………………………………… 71

## あ 行

アイデンティティ ………………………… 54
I メッセージ …………………… 14, 40, 61
亜急性痒疹 ……………………………… 80, 82
アグレッシブ（攻撃的）タイプ ………… 13
アサーション ……………… 13, 14, 61, 77
アサーションスキル ………………… 13, 40
アサーティブ（自己表現的）タイプ ……… 13
焦り ………………………………………… 30
アドヒアランス …………………………… 86
アトピー性皮膚炎 ………………………… 73
あるがまま ………………………………… 31
アレキシサイミア ……………… 83, 85, 90
いいこと探し ……………………………… 28
怒り ………………………………………… 83
一般健康調査票（GHQ）…………… 97, 110
今ここ …………………………………… 31, 38
イライラ …………………………………… 29
医療行動科学 ……………………………… 15
医療面接 …………………………………… 20

## 

ウィッグ …………………………………… 100
ウイン・ウイン …………………………… 40
うつ ………………………………………… 31
うつ病 ………………………… 17, 83, 84, 93
エストロゲンの欠乏 ……………………… 111
エリック・バーン ………………………… 29
円形脱毛症 ………………………………… 98
エンパワーメント ………………………… 50
落ち込み …………………………………… 30

## か 行

外陰部瘙痒症 ……………………………… 111
外陰部疼痛症 ……………………………… 71
外見の変化 ………………………………… 99
外見の問題 ……………………… 3, 58, 95
外在化 …………………………………… 80, 81
過去と他人は変えられない ……………… 29
痒み ……………………………………… 3, 65
環境調整 ………………………………… 57, 114
乾癬 ………………………………………… 89
完璧主義 ………………………… 25, 85, 88
キーワード・アクション ………………… 34
器官喪失感 ………………………………… 99
聴くスキル ………………………………… 21
基本的信頼感 …………………… 53, 56, 60
休息 …………………………… 37, 38, 78, 99
共感 ……………………………………… 19, 20
共感的 …………………………………… 21, 114
勤勉性 …………………………………… 53, 56
傾聴 ………………… 19, 21, 22, 23, 99, 109, 116

| | |
|---|---|
| 血管運動性障害 ……………………………… 113 | 症状とストレスグラフ ………………… 33, 75 |
| 結節性痒疹 …………………… 80, 82, 83 | 掌蹠膿疱症 …………………………………… 92 |
| ケブネル現象 …………………………………… 91 | 情動中心の対処 …………………… 12, 37 |
| 原発性局所多汗症 ………………………… 105 | 常同的な行動 ………………………………… 34 |
| 交感神経緊張状態 ………………………… 105 | 女性外来 ……………………………………… 63 |
| 行動科学的アプローチ ………………… 15 | 女性皮膚科外来 ……………………………… 63 |
| 行動反応 ……………………………………… 3 | 女性ホルモン ………………………………… 64 |
| 行動変化のステージモデル ……… 16, 44 | 自律神経系 …………………………………… 5 |
| 行動本位 ……………………………………… 32 | 自律神経失調症 ……………………………… 64 |
| 更年期 ……………………………………… 116 | 心因性皮膚瘙痒症 ………………………… 109 |
| 更年期障害 …………………………………… 65 | 心因反応 …………………………… 101, 103 |
| 更年期世代 …………………………………… 64 | 心気症 ………………………… 68, 70, 117 |
| コーピング …………………………………… 6 | 神経症 ……………………………………… 59 |
| コミュニケーション技法 ………………… 20 | 深呼吸 ……………………………………… 36 |
| コミュニケーションスキル ……………… 39 | 尋常性痤瘡 …………………………………… 94 |
| コントロールの幻想 ……………… 30, 41 | 心身症 …………………………………… 3, 59 |
| | 心身相関 …………………………… 33, 75 |
| | 身体醜形障害 ………………………………… 70 |

## さ 行

| | |
|---|---|
| サイコダーマトロジー ……………………… 1 | 身体集中反復行動 ………………………… 101 |
| 自我同一性 …………………………………… 54 | 身体反応 …………………………………… 3, 29 |
| 自己一致 …………………………… 19, 22 | 心配性 …………………………………… 26, 68 |
| 自己肯定感 …………………………………… 55 | 心理反応 …………………………………… 3, 29 |
| 自己効力感 …………………………………… 45 | 睡眠 ……………………………………… 42, 43 |
| 自己実現 ……………………………………… 92 | 睡眠休養感 …………………………………… 43 |
| 自尊心の低下 ………………………………… 95 | 睡眠習慣 ……………………………………… 78 |
| 疾病への逃避 …………………… 17, 87 | 睡眠障害 ……………………………………… 49 |
| 疾病利得 ……………………………………… 87 | スキンケア ………………………………… 115 |
| 嗜癖的掻破行動 ……………………………… 74 | スクラッチ日記 ………… 32, 74, 80, 96 |
| 愁訴 ……………………………………… 66 | スティグマ …………………………………… 90 |
| 酒皶・赤ら顔 …………………………… 111 | ステージモデル …………………………… 44 |
| 主張しないスキル ………………………… 41 | ステロイド忌避 ……………………………… 78 |
| 受容 ………………………………… 19, 20 | ストレス …… 5, 6, 10, 58, 66, 73, 84, 89, 96, 98, |
| 条件反射制御法 …………………… 34, 103 | 108, 109, 113 |
| 症候移動 ……………………………………… 17 | ストレス因子 …………………………… 9, 89 |

ストレス解消 ·························· 37, 78, 99
ストレスコーピング ···················· 7
ストレスコーピングスキル ·············· 12
ストレスコーピング理論 ················ 12
ストレスサイン ······················ 7
ストレス対処 ········· 37, 51, 76, 77, 85, 110
ストレス対処，不適切な ················ 76
ストレス発散 ························ 38
ストレス反応 ······················ 3, 6
生活の質（QOL） ···················· 3, 69
性差医療 ·························· 63
精神皮膚科学 ························ 1
セルフエフィカシー ················ 15, 44, 45
セルフケア ······················ 47, 91, 94
セルフケア行動 ···················· 15, 41
セルフケア達成 ······················ 15
セルフケアのチェックリスト ·············· 41
セルフモニタリング ···················· 33
センシティブ スケール（Sensitive Scale）·· 117
掻破行動 ·············· 32, 74, 76, 91, 93, 96
ソーシャルサポート ·················· 39, 99

## た 行

対人関係 ·························· 9, 41
対人コミュニケーション ················ 13
代替行動 ······················ 35, 80, 103
多形慢性痒疹 ······················ 80, 82
他配慮的 ·························· 83
男性更年期 ························ 71
デイリーハッスルズ ···················· 8, 9
デビッド・D・バーンズ ·············· 11, 24, 82
でもでもパターン ···················· 28
逃避型 ···························· 77
閉じた回路 ······················ 106, 107

## な 行

二次性敏感肌 ························ 112
認知 ······························ 11
認知的評価 ·························· 6
認知のゆがみ ···················· 11, 24, 78, 82
ノンアサーティブ（非主張的）タイプ ········ 13

## は 行

バイオサイコソーシャル ················ 1
発汗 ······························ 65
発散 ···························· 78, 99
発達障害 ························ 57, 104
発達段階 ·························· 53
抜毛行為 ························ 102, 103
抜毛症 ···························· 101
ハビットリバーサル ·················· 35, 103
ハンス・セリエ ······················ 6
皮膚心身医学 ························ 1
皮膚心身症 ···················· 1, 59, 73, 90
皮膚心身症のスペクトラム ·············· 3
皮膚瘙痒症 ························ 108
皮膚の老化 ························ 64
病気不安症 ························ 68
疲労 ···························· 84, 88
敏感肌 ·························· 71, 115
不安 ········ 31, 49, 57, 95, 97, 100, 106
不安症 ···················· 17, 83, 84, 107
不安は意欲の裏返し ···················· 32
副交感神経 ························ 91
服薬アドヒアランス ·················· 86
不定愁訴 ···················· 67, 68, 70, 115
プロセス重視 ························ 45
べき主義 ·························· 27, 32
ヘルスビリーフ ·················· 15, 44, 46, 60

125

ボディイメージ …………… 3, 58, 69, 113
ほてり ……………………………… 65
ホルモン補充療法（HRT）…………… 111

## ● ま 行

マイナス化思考 …………………… 28
末梢性のストレス反応系 …………… 6
慢性瘙痒 ………………………… 109
慢性特発性蕁麻疹 ………………… 83
無条件の肯定的関心 ……………… 19
瞑想 ……………………………… 36
免疫系 …………………………… 5
面接技法 ………………………… 20
メンタルケア科 ………………… 48, 50
メンタルヘルス科 ………………… 48
モチベーション …………………… 92
ものごとの捉え方 ……… 10, 11, 24, 79
森田正馬 ………………………… 31
森田療法 ………………………… 31

問題中心の対処 ………………… 12, 37

## ● や 行

優先順位 ………………………… 39
Youメッセージ …………………… 40
瘙疹 ……………………………… 80
瘙疹結節 ………………………… 81
抑うつ ………… 49, 90, 95, 97, 100

## ● ら 行

来談者中心療法 …………………… 19
ライフイベント ………………… 8, 109
ラザルス式ストレスコーピングインベントリー
 ………………………………… 12
離隔型 …………………………… 77
リチャード・S・ラザルス ………… 6, 37, 77
リラクゼーション ………………… 36, 38
リラクゼーション法 ……………… 107
リラックスボール ……………… 35, 103

# 著者略歴

## 檜垣 祐子（ひがき ゆうこ）

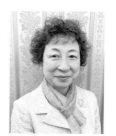

1957年　神奈川県葉山町生まれ
1982年　東京女子医科大学卒業
皮膚科専門医，医学博士．
東京女子医科大学皮膚科助教授を経て，2005年より東京女子医科大学附属女性生涯健康センター副所長，2007年より同教授．2017年より若松町こころとひふのクリニック院長，藤田医科大学総合アレルギー科客員教授．
20年以上にわたりサイコダーマトロジストとして皮膚心身医学を実践している．
著書に「もっとよくなるアトピー性皮膚炎 皮膚疾患への心身医学的アプローチ」（南山堂，2008年）．

---

心身医学的アプローチはじめてみませんか？
ひふとこころ

2025年5月1日　1版1刷　　　©2025

著　者
　　檜垣祐子
　　（ひがきゆうこ）

発行者
　　株式会社 南山堂　代表者 鈴木幹太
　　〒113-0034　東京都文京区湯島 4-1-11
　　TEL 代表 03-5689-7850　www.nanzando.com

ISBN 978-4-525-34101-5

JCOPY　〈出版者著作権管理機構 委託出版物〉
複製を行う場合はそのつど事前に(一社)出版者著作権管理機構（電話03-5244-5088，FAX 03-5244-5089，e-mail: info@jcopy.or.jp）の許諾を得るようお願いいたします．

本書の内容を無断で複製することは，著作権法上での例外を除き禁じられています．また，代行業者等の第三者に依頼してスキャニング，デジタルデータ化を行うことは認められておりません．